ポケットマスター臨床検査知識の整理
一般検査学

臨床検査技師国家試験出題基準対応

新臨床検査技師教育研究会 編
福島 亜紀子 著

医歯薬出版株式会社

発刊の序

　臨床検査技師になるためには，幅広い領域についての知識を短期間のうちに習得することが求められている．またその内容は，医学・検査技術の進歩に伴い常に新しくなっている．さらに，学生生活を締めくくり実社会に出ていくための関門となる国家試験はきわめて難関で，臨床検査技師を目指す学生の負担は大きい．

　本書は，膨大な量の知識を獲得しなければならない学生に対し，効率的に学習を進めるために，そして少しでも勉強に役立つよう，学校での授業の理解を深め，平素の学習と国家試験対策に利用できるように配慮してつくられた．国家試験出題基準をベースに構成され，臨床検査技師教育に造詣の深い教師陣により，知っておかなければならない必須の知識がまとめられている．

　「学習の目標」では，国家試験出題基準に収載されている用語を中心に，その領域におけるキーワードを掲載し，「まとめ」では，知識の整理を促すようわかりやすく簡潔に解説することを心掛けた．一通り概要がつかめたら，○×式問題の「セルフ・チェックA」で理解度を確認し，要点が理解できたら，今度は国家試験と同じ出題形式の「セルフ・チェックB」に挑戦してもらいたい．間違えた問題は，確実に知識が定着するまで「まとめ」を何度も振り返ることで確かな知識を得ることができる．「コラム」には国家試験の出題傾向やトピックスが紹介されているので，気分転換を兼ねて目を通すことをおすすめする．

　今回，購入者特典として，スマートフォンやタブレットで閲覧でき，どこでも学習できるよう電子版を用意した．書籍

とあわせて，電車やバスの中などでも活用していただきたい．本書を何度も開き段階を追って学習を進めることにより，自信をもって国家試験に臨むことができるようになるだろう．

　最後に，臨床検査技師を目指す学生の皆さんが無事に国家試験に合格され，臨床検査技師としてさまざまな世界で活躍されることを心から祈っております．

新臨床検査技師教育研究会

序

　「ポケットマスター臨床検査知識の整理　一般検査学」は，「最新臨床検査学講座　一般検査学」の内容をスムーズに理解できるよう，臨床検査技師国家試験出題基準に準拠した基礎知識の整理を目的につくられています．また，臨床検査技師国家試験対策だけでなく，臨地実習の現場でも気軽に知識の確認ができるようになっています．

　一般検査は，血液以外の検査材料（検体）を扱う検査であり，検査材料は，尿，髄液，糞便，穿刺液，精液など多岐にわたっています．尿は非侵襲的に採取できる検体であり，さらに非常に多くの情報を得ることが可能で，スクリーニング検査としての一面も有しています．現在は自動分析装置により多項目の結果が一度に出ますが，食事の影響を受けやすいことや，被検者自身が検体採取を行うことにより，偽陽性・偽陰性反応も多く，臨床検査技師は各検査項目の原理を理解し検査結果を適切に判断できなければなりません．本書はポケットサイズでありながら，尿沈渣の項には国家試験に出題されたカラー図版も入れてあり，文章だけではなく図表や写真からも理解が進むようにしてあります．

　基本的にすべての項目において，物質の生成，一般的性状，検査法（古典的な検査法も含む），臨床的意義が記載してあります．効率よく知識を整理・確認し自分のものにするために，ぜひ，本書を活用してほしいと考えています．

2019年4月

福島　亜紀子

本書の使い方

1 国家試験出題基準に掲載されている項目をベースに,項目ごとに「学習の目標」「まとめ」「セルフ・チェックA(○×式)」「セルフ・チェックB〔国家試験出題形式:A問題(五肢択一式),X2問題(五肢択二式)〕」を設けています."国試傾向"や"トピックス"などは「コラム」で紹介しています.
2 「学習の目標」にはチェック欄を設けました.理解度の確認に利用してください.
3 重要事項・語句は赤字で表示しました.赤いシートを利用すると文字が隠れ,記憶の定着に活用できます.
4 セルフ・チェックA,Bの問題の解答は赤字で示しました.赤いシートで正解が見えないようにして問題に取り組むことができます.不正解だったものは「まとめ」や問題の解説を見直しましょう.
5 スマートフォンやタブレットでも学習に取り組めるように,電子版を付録につけました.
6 初めから順番に取り組む必要はありません.苦手な項目や重点的に学習したい項目から取り組んでください.

ポケットマスター臨床検査知識の整理
一般検査学　電子版
（購入者無料特典）

■電子版の閲覧方法

① 「医歯薬出版 電子版（e-ishiyaku）」アプリを App Store（iOS），Google play（Android）からダウンロードして，インストールします（※「医歯薬出版 電子版」で検索してください）．

② アプリを起動し表示された画面に巻末の袋とじに印刷されているログインID，ログインキーを入力してログインします．

③ ログインすると，本棚にグレーの書影が表示されますので，タップしてダウンロードしてください．

※詳しい利用方法は，「医歯薬出版 電子版　アプリの使い方」（本棚よりダウンロード）をご覧ください．

※2冊目以降のログイン方法（書誌の追加）は，「アプリの使い方」の2ページをご参照ください．

■動作環境

・動作環境とは，「医歯薬出版 電子版」が動作することを保証し，お問い合わせ・サポート対象となる環境をさします．下記の動作環境以外の場合は，お問い合わせ・サポート対象とはなりません．

　Androidスマートフォン/タブレット：Android 5.1以上
　iPhone，iPad，iPod：iOS 11以上

※Windows PC，Windows Phone，Macintosh PCには対応しておりません．

■ご利用について

・**ライセンス数（同時に閲覧できる機器数）**：電子版が同時に閲覧できる機器数は，書誌購入1部につき1台になります．また，本製品は書誌購入者以外の方が使用することはできません．

・本サービスは事前の予告をすることなく，内容等の一部または全部を変更，追加，削除，また，サービス自体を終了する可能性があります．予めご了承ください．

・**電子版の刷数**：購入した書誌と同じ刷数になります．

・本製品のご使用によりお客様または第三者が被った直接的または

間接的ないかなる損害についても，当社はいっさいの責任を負いかねます．

■電子版の使い方（マスク機能・解答機能について）
　①マスク機能
　　本文中の重要事項は，四角い枠で隠れており，枠をタップすると隠れている文字が表示されます．

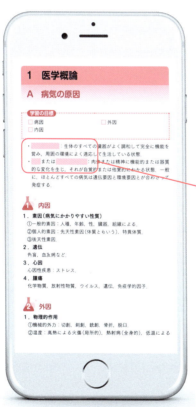

タップすると隠れている文字が表示されます．もう一度タップすると，マスクされます

②解答機能

セルフ・チェックA，Bのページでは，チェックボックスをタップして解答した後，「答え合わせ」ボタンをタップすると正誤が判定されます．正答・誤答は以下の記号で表示されます．

◎：正答　▲：誤答

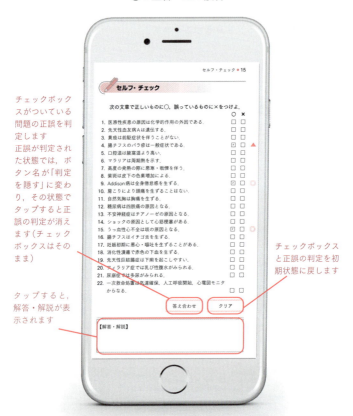

チェックボックスがついている問題の正誤を判定します
正誤が判定された状態では，ボタン名が「判定を隠す」に変わり，その状態でタップすると正誤の判定が消えます（チェックボックスはそのまま）

タップすると，解答・解説が表示されます

チェックボックスと正誤の判定を初期状態に戻します

■お問い合わせ先

電子版に関するお問い合わせは，以下のお問い合わせフォームよりお願いいたします（お電話でのお問い合わせには対応しておりません．何卒ご了承ください）．

https://www.ishiyaku.co.jp/ebooks/inquiry/

一般検査学

目 次

1 尿検査／基礎知識 … 1
2 尿検査／一般的性状 … 7
3 尿検査／化学的検査法―尿蛋白 … 15
4 尿検査／化学的検査法―尿糖 … 23
5 尿検査／化学的検査法―尿ケトン体 … 28
6 尿検査／化学的検査法―ビリルビン・ウロビリン体 … 32
7 尿検査／化学的検査法―尿潜血 … 40
8 尿検査／化学的検査法―その他の成分 … 46
9 尿検査／尿沈渣検査 … 64
10 尿検査／自動分析装置 … 80
11 尿検査／腎機能検査 … 81
12 脳脊髄液検査 … 86
13 糞便検査 … 97
14 喀痰検査 … 104
15 その他の一般検査 … 109

索 引 … 117

1 尿検査 基礎知識

A 尿の生成と組成

> **学習の目標**
> - □ ネフロン
> - □ 腎小体
> - □ 糸球体濾過量
> - □ 抗利尿ホルモン

尿の生成

　尿は，腎臓の糸球体で血液を濾過して生成される．血液は腎動脈を経て腎皮質の糸球体へ運ばれる．糸球体では，分子量約 67,000 未満

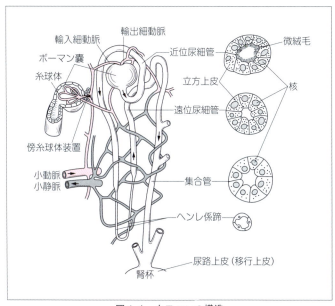

図 1-1　ネフロンの構造

の分子（アルブミンより小さい分子）は濾過されてボーマン嚢にたまり，糸球体濾液（原尿）になる．生体に必要な成分は近位尿細管，ヘンレ係蹄，遠位尿細管，集合管を通る間に再吸収され血液に戻り，再吸収されなかった成分は尿となり，腎杯，腎盂，尿管を経て膀胱に貯留され，尿道より排泄される．

①尿はネフロン（一側の腎に約100万個，**図1-1**）で生成される．

ネフロン ── 腎小体 ── 糸球体：濾過
                      ボーマン嚢
            尿細管：再吸収，分泌

②糸球体濾過量（原尿量）：150 L（原尿の99％は再吸収される）．
③抗利尿ホルモン（ADH, バソプレッシン）：視床下部で合成され，脳下垂体後葉から分泌される．遠位尿細管，集合管での水分再吸収を促進させる．

尿の組成

①大部分（90〜95％）が水分．
②固形成分：尿素（14〜28 g/日），食塩（10〜15 g/日）が多い．
③クレアチニンは尿細管でほぼ再吸収されず，1日の尿中排泄量がほぼ一定である（第11章尿検査／腎機能検査参照）．

B 検体採取法・取り扱い法

学習の目標
- □ 早朝第1尿
- □ 随時尿
- □ 中間尿
- □ カテーテル尿
- □ 放置による変化

採尿時間による分類

①早朝尿（起床第1尿，早朝第1尿）：化学成分，沈渣成分の保存がよく高濃度含有．定性・定量検査，細菌検査，沈渣検査に最適．

②随時尿（スポット尿）
③蓄尿（24 時間蓄尿）
④時間尿
⑤負荷後尿

 採尿方法による分類

1．自然尿
①全尿（全部尿）
②初尿
③中間尿：検査に最適．
④分配尿（Thompson's 2 杯分尿法）
2．カテーテル尿（導尿）
3．膀胱穿刺尿

 尿検体の保存

1．尿沈渣検体
①原則的には新鮮尿で検査する．
②保存：尿 100 mL に対して中性ホルマリン約 1 mL．
2．尿定量検査（化学的検査）
①蓄尿時は冷暗所に容器を置く．
②冷蔵保存（4℃）．
③24 時間以上保存する場合は冷凍保存（－80～－20℃）．
3．微生物学的検査
①原則的には新鮮尿で検査する．

 一般検査

　一般検査とは，各種専門検査の前にスクリーニング的に行う簡単な検査です．したがって，その内容や範囲も明確ではありません．本書の対象は，国家試験の出題基準に基づき，尿，脳脊髄液，糞便，喀痰，精液，穿刺液，気管支肺胞洗浄液，持続的外来腹膜透析排液，羊水，汗，鼻汁，粘液，関節液，腟分泌液，結石とし，定性検査と簡単な定量検査，細胞学的検査などについてまとめます．

②検査目的菌が淋菌の場合，37℃保存.
③その他の菌は，冷蔵保存（4℃）.

4 放置による尿成分の変化 （表1-1）

表1-1　放置による尿成分の変化

項目	変化	要因
色調	濃黄褐色化	ウロビリノゲンが酸化されてウロビリンに変化，尿酸塩析出
混濁	混濁増強	塩類析出，細菌増殖，腐敗
pH	アルカリ化	細菌増殖による尿素分解でアンモニア発生
ブドウ糖	減少	主として細菌による消費
ウロビリノゲン	減少	空気中のO_2により酸化されてウロビリンに変化
ビリルビン	減少	空気中のO_2により酸化されてビリベルジンに変化，光線による化学分解
ケトン体	減少	アセトン，アセト酢酸の揮発，細菌による消費
ポルホビリノゲン	減少	空気中のO_2により酸化されてポルフィリンに変化
潜血反応	やや亢進やがて陰性化	はじめは溶血が進むので亢進，やがてPOD酵素活性が落ち陰性化
亜硝酸塩	やや増加やがて陰性化	細菌による硝酸の還元促進．長時間経つと分解して陰性化
沈渣成分	観察困難	赤血球の老化・溶血，白血球・上皮細胞の退行変性，円柱溶解，細菌増殖，塩類・結晶の析出など

これは一般的事項で，どの尿にも一律の変化ではない．保存の状況，含有濃度，共存物質により異なる.

（宿谷賢一：最新臨床検査学講座　一般検査学（三村邦裕，宿谷賢一編）．8，医歯薬出版，2016.）

一般検査学の学習の進め方

　一般検査の範囲は広いですが，まずは尿検査について，試験紙法を中心に検査原理を理解しましょう．原理を理解すると偽陽性，偽陰性反応も理解できます．次に，尿中物質の代謝を理解すると疾病との関係も理解が進むでしょう．
　次に，脳脊髄液検査，糞便検査，喀痰検査に学習を進め，余裕があればその他の一般検査も一読しましょう．

一般検査の重要性

尿検査と糞便検査は，患者に負担の少ない非侵襲検査であり，多くの生体情報を得られる検査である．また，一般検査はスクリーニング的に行われることより検査件数が非常に多く，病院検査部の検査件数のなかで一般検査の占める割合は半数に達することもある．また，一般検査は最初に行い，各種専門検査に導く手がかりになる検査である．したがって，この段階にミスがあるとどんなに高度な検査が行われても正しい診断がなされず，治療開始が遅れることを臨床検査技師は認識する必要がある．

セルフ・チェック

A 次の文章で正しいものに○，誤っているものに×をつけよ．

1. 尿細管は再吸収のみを行う．
2. 腎小体と尿細管をネフロンという．
3. ネフロンは両腎臓で 100 万個存在する．
4. 原尿の 10％ が尿になる．
5. 健常成人の尿中有機成分で最も多く含まれるのは尿酸である．
6. 1 日の尿中排泄量がほぼ一定であるのはクレアチニンである．
7. 早朝第 1 尿は沈渣検査に最適である．
8. 尿沈渣検体は冷凍保存する．
9. 検査目的菌が淋菌の場合，尿は 37℃ 保存する．
10. 尿放置により pH はアルカリ化する．
11. 尿放置によりブドウ糖は増加する．
12. 尿放置によりビリルビンは減少する．
13. 尿放置によりケトン体は増加する．
14. 尿放置により沈渣成分は観察困難になる．

A 1-×（再吸収と分泌），2-○，3-×（片側で 100 万個），4-×（1％），5-×（尿素），6-○，7-○，8-×（原則的には保存せず，新鮮尿で検査．保存する場合は中性ホルマリンを添加），9-○，10-○，11-×（減少），12-○，13-×（減少），14-○

B

1. 抗利尿ホルモンについて正しいのはどれか．2つ選べ．
   - □ ① 副腎皮質で合成される．
   - □ ② 脳下垂体前葉から分泌される．
   - □ ③ ステロイドホルモンである．
   - □ ④ 血漿浸透圧が分泌調節因子である．
   - □ ⑤ 遠位尿細管と集合管での水分再吸収を促進する．

2. 健常成人の尿中有機成分で最も多く含まれるのはどれか．
   - □ ① アンモニア
   - □ ② 蛋　白
   - □ ③ 尿　素
   - □ ④ アミノ酸
   - □ ⑤ ブドウ糖

3. 1日の尿中排泄量がほぼ一定であるのはどれか．
   - □ ① 尿　酸
   - □ ② グロブリン
   - □ ③ クレアチニン
   - □ ④ カルシウム
   - □ ⑤ ナトリウム

4. 尿検体の保存で誤っているのはどれか．
   - □ ① 尿沈渣用は冷凍保存する．
   - □ ② 蓄尿容器は冷暗所に置く．
   - □ ③ 淋菌検査用は37℃保存する．
   - □ ④ 尿糖測定用は冷蔵保存する．
   - □ ⑤ 尿蛋白測定用は冷蔵保存する．

5. 尿検体を室温で6時間放置した場合の変化で正しいのはどれか．2つ選べ．
   - □ ① pHは酸性化する．
   - □ ② ケトン体が増加する．
   - □ ③ ブドウ糖は減少する．
   - □ ④ ビリルビンは増加する．
   - □ ⑤ 尿沈渣中の赤血球は減少する．

B 1-④と⑤（①視床下部で合成，②脳下垂体後葉から分泌，③ペプチドホルモン），2-③，3-③，4-①（①凍結融解により細胞が破壊．保存する場合は中性ホルマリンを添加），5-③と⑤（①アルカリ化，②減少，④減少）

2 尿検査 一般的性状

学習の目標

- 尿量
- アンモニア臭
- 色調
- 混濁尿の鑑別
- pH
- 比重
- 等張尿
- 浸透圧

1 尿量

1. 健常者（成人）
① 1日に摂取した水分の 40〜60％ が尿になる．
② 1日尿量：男性 1,500 mL/日．
　　　　　　女性 1,200 mL/日．
③ 1回排泄量：200〜400 mL．

2. 病的状態
① 多尿：2,000 mL 以上/日が続く状態．
　ex）糖尿病，尿崩症，萎縮腎．
② 乏尿：400 mL 以下/日が続く状態．
　ex）脱水（激しい下痢，嘔吐，発汗，腹水・胸水貯留，浮腫），腎血流量の減少（心不全），腎機能低下（急性腎障害）．
③ 無尿：100 mL 以下/日が続く状態．
　ex）重篤な腎不全．

尿検査の重要性

尿は排泄物として非侵襲的に繰り返し採取できるため，検査材料としては最も適している．しかし，尿は患者自身が採取することが多いため，正しい採取法，保存法が守られないと正確度の高い結果が得られないという問題もある．尿検査は臨床検査の場で最も広く行われており，腎・尿路系疾患のみでなく，全身性の各種疾患との関連もあり，尿検査値の異常は病気の早期発見の糸口となるため重要性が増している．

臭気

1. 健常者
①特有の芳香臭
②アンモニア臭(尿素を細菌が分解):放置尿.

2. 病的状態
①甘酸っぱい果物様臭(アセトン体):糖尿病.
②アンモニア臭(尿素を細菌が分解):膀胱炎.
③ネズミ尿臭:フェニルケトン尿症(先天性代謝異常).
④メープルシロップ様臭:メープルシロップ尿症(先天性代謝異常).

色調

1. 健常者
①琥珀色(ウロクロム)

2. 病的状態
①無色:糖尿病,尿崩症,萎縮腎などによる尿量増加.
②黄褐色(ウロクロム):高熱時,脱水による尿量減少.
③黄褐色(ウロビリン体):肝疾患,便秘,腸閉塞.
④褐色(ビリルビン):閉塞性黄疸,肝細胞性黄疸.
⑤赤〜赤褐色:血尿,ヘモグロビン(血色素)尿,ミオグロビン尿.
⑥暗赤色,赤ブドウ酒色(ポルフィリン):ポルフィリン尿,鉛中毒,肝障害,重症貧血.
⑦黄黒褐色(メラニン):悪性黒色腫.
⑧黄黒褐色(アルカプトン,ホモゲンチジン酸):アルカプトン尿症.
⑨黄黒褐色(メトヘモグロビン):フェノール中毒.
⑩乳白色(乳び,脂肪滴):フィラリア症,骨折.
⑪白色泡沫(蛋白):ネフローゼ症候群.

3. 薬剤投与
①赤色〔フェノールスルホンフタレイン(PSP)〕
②黄色蛍光(ビタミンB_2)

4 混濁尿

1．健常者
健常者にも混濁尿は認められる．
①蓄尿でアルカリ性尿の場合：リン酸塩，炭酸塩．
②蓄尿で酸性尿の場合：尿酸塩．

2．病的状態
①血尿（多数の赤血球）
②膿尿（多数の白血球，細菌）

3．混濁の原因の鑑別手順
①加温
　→　混濁消失：尿酸塩．
②3％酢酸滴下
　→　混濁消失：リン酸塩．
　→　ガス（CO_2）を発生し混濁消失：炭酸塩．
③10％塩酸滴下
　→　混濁消失：シュウ酸カルシウム結晶．
④10％水酸化カリウム滴下
　→　混濁消失：尿酸結晶．
　→　コロイド状：膿尿．
⑤アルコール・エーテル（2：1）混合液滴下
　→　混濁消失：脂肪（乳び尿）．
⑥濾過
　→　混濁消失：細胞成分（血球，上皮細胞）．
　→　混濁消失しない：細菌尿．
⑦沈渣の鏡検
　①～⑥の操作と別に遠心し，沈渣を鏡検して有形成分の鑑別を行う．

5 尿pH

1．健常者
①弱酸性（基準範囲：pH5.0～7.5）
②アルカリ性尿（pH7以上）：植物性食品の多食（炭酸塩，中性リン酸塩），放置尿（尿素を細菌が分解しアンモニア産生）．

③酸性尿（pH5 以下）：動物性食品の多食（酸性リン酸塩）．

2．病的状態

①アルカリ性尿
- 細菌尿（尿素を細菌が分解しアンモニア産生）：膀胱炎．
- 腎不全：尿に全く酸（H^+）が排出されない．
- 呼吸性アルカローシス

    過換気→CO_2 過剰排泄→低 CO_2 血症．

    重炭酸緩衝系　$HCO_3^- + H^+ \rightarrow CO_2 + H_2O$．

    血液中の HCO_3^-，H^+ が減少→血液がアルカリ化．
- 代謝性アルカローシス

    嘔吐→体液中 H^+ 減少→尿への H^+ 排泄減少．

②酸性尿
- 呼吸性アシドーシス

    肺換気能低下→CO_2 排泄低下→高 CO_2 血症．

    重炭酸緩衝系　$CO_2 + H_2O \rightarrow HCO_3^- + H^+$．

    血液中の HCO_3^-，H^+ が増加→血液が酸性化．
- 代謝性アシドーシス

    糖尿病・飢餓→血中ケトン体（アセト酢酸, 3-ヒドロキシ酪酸）増加．

    激しい運動→血中乳酸増加．

    腎機能低下→H^+ が排泄されにくい→高 H^+ 血症→血液が酸性化（アシドーシス）→体内蛋白質分解亢進→さらに血中リン酸，硫酸増加．

尿比重

　尿比重とは尿に溶けている物質（溶質）の重量であり，尿の濃さを表す指標の一つである．

〈比重に影響する溶質〉

①生理的なもの：Na，尿素，Cl，K など．

②病的なもの：糖，蛋白質，輸液成分，造影剤など．

1．健常者

①基準範囲：1.005〜1.030．

②腎の調節域：1.002〜1.045．

2．病的状態
①高比重尿（高張尿）：1.025 以上.
　脱水（嘔吐，下痢，発熱，発汗など），糖尿病，高張輸液，造影剤使用後.
②低比重尿（低張尿）：1.010 以下.
　尿崩症（中枢性，腎性），腎不全回復期（利尿期）.
③等張尿：血漿に近い比重（1.010 付近）に固定（腎不全末期）．尿濃縮・希釈が行えず，血漿の比重に等しくなる.

3．測定法
①屈折計法：尿屈折率は尿中溶質量にほぼ比例し，尿比重とよく相関する.
②試験紙法：尿中陽イオン濃度から比重を求める．試験紙には，高分子電解質，BTB，緩衝液が含まれる.

7 尿浸透圧

尿浸透圧は尿比重と同様，尿の濃さの指標である．尿中に溶けている物質（溶質）の分子数，つまりモル濃度に比例する．単位は，水 1 kg あたりの溶質分子またはイオンの濃度（mmol）で表され，mOsm/kg・H_2O である.

1．健常者
①基準範囲：50～1,300 mOsm/kg・H_2O.

2．病的状態
①希釈尿：200 mOsm/kg・H_2O 以下が続く場合.
②濃縮尿：850 mOsm/kg・H_2O 以上が続く場合.

3．測定法
①氷点降下（凝固点降下）法：自動分析装置で，尿を冷却し凍結したときの温度から凝固点降下温度を求めて浸透圧を算出する.

尿比重と尿浸透圧
尿比重は尿に溶けている物質の重量であり，尿浸透圧はモル濃度で表している．健常者尿の比重，浸透圧に影響を与える物質はナトリウムや尿素なので，両者は相関関係にある．しかし，病的状態で尿にブドウ糖，蛋白，検査による造影剤などの高分子物質が増加すると，比重は浸透圧に比べ高値になる．したがって，腎臓の濃縮・希釈力を正確に判断するには尿比重より尿浸透圧が用いられる.

セルフ・チェック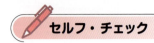

A 次の文章で正しいものに〇，誤っているものに×をつけよ．

		〇	×
1.	健常成人男性の1日の尿量は1,500 mLである．	□	□
2.	1日100 mL以下の尿量が続く場合を乏尿という．	□	□
3.	糖尿病では多尿となる．	□	□
4.	健常者の尿を放置するとアンモニア臭になる．	□	□
5.	フェニルケトン尿症患者の尿はネズミ尿臭になる．	□	□
6.	糖尿病患者の尿はアンモニア臭になる．	□	□
7.	健常者の尿の色はビリルビンの色である．	□	□
8.	閉塞性黄疸患者の尿は暗赤色である．	□	□
9.	フィラリア症患者の尿は乳白色である．	□	□
10.	尿の混濁が加温で消失すれば尿酸塩が原因である．	□	□
11.	尿の混濁が加温したが透明にならず，3%酢酸でガスを発生しながら消失すればリン酸塩が原因である．	□	□
12.	健常者の尿のpHは弱アルカリ性である．	□	□
13.	動物性食品の多食はアルカリ性尿の原因になる．	□	□
14.	糖尿病患者は酸性尿を呈する．	□	□
15.	過換気は酸性尿の原因になる．	□	□
16.	等張尿とは比重1.035付近に固定された尿をいう．	□	□
17.	尿浸透圧の測定に試験紙法を用いる．	□	□

A 1-〇，2-×（無尿），3-〇，4-〇，5-〇，6-×（甘酸っぱい果物様臭），7-×（ウロクロム），8-×（褐色），9-〇，10-〇，11-×（炭酸塩），12-×（弱酸性），13-×（酸性尿），14-〇，15-×（アルカリ性尿），16-×（1.010付近に固定された尿），17-×（尿比重の測定に用いる．尿浸透圧測定は氷点降下法）

B

1. 健常成人男性の尿で正しいのはどれか．
   - ① 尿比重は尿量に反比例する．
   - ② 1日の尿量は約 500 mL である．
   - ③ 新鮮尿の臭気はアンモニア臭である．
   - ④ 尿の色は黄褐色である．
   - ⑤ 早朝第 1 尿の比重は 1.002 前後である．

2. 尿色調の異常とその原因の組合せで誤っているのはどれか．
   - ① 褐　色――ビリルビン
   - ② 鮮紅色――ヘモグロビン
   - ③ 乳白色――メラニン
   - ④ 黄褐色――ウロビリン体
   - ⑤ 暗赤色――ポルフィリン

3. 尿の色調と疾患・病態の組合せで正しいのはどれか．2つ選べ．
   - ① 褐色泡沫――――閉塞性黄疸
   - ② 赤褐色――――アルカプトン尿症
   - ③ 黄黒褐色――――尿崩症
   - ④ 乳白色――――悪性黒色腫
   - ⑤ 赤ブドウ酒色――鉛中毒

4. 尿所見とその原因の組合せで誤っているのはどれか．
   - ① 無色透明――――水利尿
   - ② 白色泡沫――――蛋白尿
   - ③ 褐色泡沫――――ケトン尿
   - ④ ネズミ尿臭――――フェニルケトン尿
   - ⑤ アンモニア臭――細菌尿

B 1-① (②1,500 mL, ③特有の芳香臭, ④琥珀色, ⑤基準範囲：1.005～1.030, 早朝第 1 尿は濃縮されているので 1.002 は低すぎる), 2-③ (脂肪球), 3-①と⑤ (②ヘモグロビン尿で発作性夜間ヘモグロビン尿症など, ③メラニン尿で悪性黒色腫など, ④乳び尿でフィラリア症など), 4-③ (ビリルビン尿)

5. 尿の臭気とその原因の組合せで正しいのはどれか．2つ選べ．
   - ① 甘酸っぱい果物様臭――――重症糖尿病
   - ② ネズミ尿臭―――――――――フェニルケトン尿症
   - ③ アンモニア臭――――――――健常者新鮮尿
   - ④ メープルシロップ様臭――細菌尿
   - ⑤ 特有な芳香臭――――――――メープルシロップ尿症

6. 100 mg/dL 溶液で最も浸透圧が高いのはどれか．
   - ① IgG
   - ② アルブミン
   - ③ グルコース
   - ④ 尿　素
   - ⑤ NaCl

7. 単一溶質が溶けている溶液の浸透圧が 850 mOsm/kg・H_2O のとき，最も比重が大きいのはどれか．
   - ① IgG
   - ② アルブミン
   - ③ グルコース
   - ④ 尿　素
   - ⑤ NaCl

B 5-①と②（③細菌尿，放置尿，④メープルシロップ尿症，⑤健常者新鮮尿），6-⑤，7-①（浸透圧は尿中に溶けている物質の分子数に比例する．同じ浸透圧の場合，分子量が大きい物質の方が比重が大きくなる）

3 尿検査
化学的検査法―尿蛋白

A 尿蛋白

学習の目標
- □ アルブミン
- □ pH 指示薬の蛋白誤差
- □ スルホサリチル酸法
- □ ピロガロールレッド法
- □ メタクロマジー

尿蛋白
①健常者でも 100 mg/日尿中に排泄されている．通常の定性試験では検出できない．
②尿に出現する蛋白質：アルブミン，グロブリンなどの血清蛋白．
③尿中蛋白の等電点：pH 4〜6．

測定法

定性・半定量法

1．試験紙法
①原理：pH 指示薬は蛋白が存在すると真の pH を示さず，高い pH としての呈色を生じる（pH 指示薬の蛋白誤差，図 3-1）．蛋白誤差を生じる pH 指示薬としてはテトラブロモフェノールブルー

一般用検査薬（OTC 検査薬）

OTC（over the counter）は店頭販売の略語で，薬局などで販売される検査薬のことであり，一般の人が自宅で自己チェックを行うことができる．尿蛋白，尿糖，妊娠反応（hCG），尿黄体形成ホルモン（LH）の検査薬が販売されている．

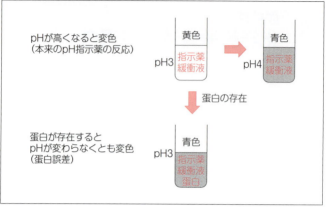

図 3-1 尿蛋白試験紙の反応原理（pH 指示薬の蛋白誤差）
pH 指示薬 TBPB（テトラブロモフェノールブルー）の例．
（菊池春人：最新臨床検査学講座 一般検査学（三村邦裕，宿谷賢一編），
18, 医歯薬出版，2016.）

（TBPB）がある．
②試験紙には TBPB，pH 3 のクエン酸緩衝液が含まれる．
③感度：6〜65 mg/dL（蛋白 30 mg/dL を 1＋とする）．
④アルブミンに特異的に反応．グロブリン，ムコ蛋白，Bence Jones 蛋白には反応しない．
⑤偽陽性：pH 8 以上のアルカリ性尿，高度の緩衝能を有する尿，消毒薬（塩化ベンゼトニウムなど）の混入．
⑥偽陰性：pH 3 以下の酸性尿．

2．スルホサリチル酸法
①等電点より酸性側にし，正に荷電した蛋白と負の荷電を生じる 20％スルホサリチル酸を反応させ，沈殿反応の程度を確認する．
②感度：5 mg/dL で，定性反応のなかで最も鋭敏．±は病的蛋白尿とはいえない．
③Bence Jones 蛋白にも反応する．
④偽陽性：ムチン，尿酸など．

定量法

1. ピロガロールレッド法（ピロガロールレッド・モリブデン錯体発色法）

①ピロガロールレッドはモリブデン酸と結合し，470 nm に極大吸収をもつ赤色錯体を形成する．この錯体は酸性下で蛋白質と結合すると 604 nm に極大吸収をもつようになり，青紫色に変化する（メタクロマジー）．600 nm 付近の吸光度を測定する．

②蛋白質により反応性に差がある．アルブミン 100％，免疫グロブリン 80〜90％，低分子蛋白（Bence Jones 蛋白，β_2-ミクログロブリン）50％程度．

2. クマシーブリリアントブルー G-250（CBB G-250）法

3. ベンゼトニウムクロライド法（比濁法）

臨床的意義

病的蛋白尿の分類と原因を表 3-1 に示す．

表 3-1 病的蛋白尿の分類と原因

障害部位		原因	疾患・病態
腎前性蛋白尿（オーバーフロー蛋白尿）		分子量の小さい蛋白が血液中で病的に増加し，糸球体で濾過されて，尿中に出現	Bence Jones 蛋白尿（骨髄腫），ミオグロビン尿（横紋筋融解），ヘモグロビン尿（血管内溶血）
腎性蛋白尿	糸球体性蛋白尿	糸球体の炎症などによって，蛋白に対するバリアが破綻することによって蛋白が濾過される アルブミンが尿蛋白の主体となる	種々の糸球体障害（糸球体腎炎，糖尿病性腎症，膠原病，妊娠など）
	尿細管性蛋白尿	尿細管での低分子蛋白の再吸収障害．α_1-ミクログロブリン，β_2-ミクログロブリンなどの低分子蛋白が尿中に出現	種々の尿細管障害（薬剤性腎障害，間質性腎炎，重金属中毒）
腎後性蛋白尿		尿路系（腎盂，尿管，膀胱，尿道）疾患によって，障害部位から漏出	尿路の炎症（膀胱炎，腎盂腎炎など），尿路結石，腫瘍（膀胱がんなど）

（菊池春人：最新臨床検査学講座 一般検査学（三村邦裕，宿谷賢一編），21，医歯薬出版，2016．）

B Bence Jones 蛋白（BJP）

学習の目標
- [ ] 免疫グロブリンのL鎖
- [ ] 多発性骨髄腫
- [ ] 特有の熱凝固性

Bence Jones 蛋白（BJP）

① 免疫グロブリンの L 鎖（light chain：軽鎖）．
② 単クローン性に産生され血液中に存在し，低分子であるため糸球体で濾過され尿中に出現する．単量体またはL鎖同士の2量体で存在するものが多いが，4量体以上も確認される．
③ 特有の熱凝固性：50～58℃で凝固し，100℃で再溶解する．
④ スルホサリチル酸法で著明に陽性となる．

測定法

① Putnam 法：酢酸緩衝液で尿を pH 4.9 とし，56℃と100℃の熱凝固性を調べる．
② 免疫電気泳動，免疫固定法による確認が推奨される．

学校検尿

学校保健法では幼稚園児から大学生までの児童・学生を対象とし，健康診断項目の1つとして尿蛋白，尿糖が規定されている．尿潜血については，必須ではないが実施が望ましいとの扱いである．一次検尿では検査機関などで，早朝第1尿を用い試験紙法にて蛋白，潜血，糖を検査し，いずれか1項目以上で（±）以上のとき二次検尿に進む．二次検尿では，再度早朝第1尿を用い試験紙法にて検査を行い，再度（±）以上で精密検査に進む．

臨床的意義
多発性骨髄腫，マクログロブリン血症などの B 細胞性腫瘍，原発性アミロイドーシスで増加する．

C 微量アルブミン

学習の目標
- [ ] 糖尿病性腎症
- [ ] アルブミン/クレアチニン比

 ### 微量アルブミン
①通常の尿試験紙や尿蛋白定量では測定できない微量のアルブミン．
②糖尿病性腎症で陽性となるため早期診断に有用．

 ### 測定法
1．定性・半定量法
①pH 指示薬の蛋白誤差反応を用いた試験紙や，ラテックス凝集阻害法，イムノクロマト法，金コロイド法など免疫学的測定法がある．
②試験紙では，クレアチニンの結果からアルブミン/クレアチニン比を半定量値として出すものもある．
2．定量法
①抗ヒトアルブミン抗体を用いた免疫学的測定法（ラテックス免疫比濁法，免疫比濁法など）．
3．基準範囲
30 mg/gCr 未満．

 ### 臨床的意義
①糖尿病性腎症は糖尿病の合併症の一つであり，血液透析を始める

原因疾患の第1位．

②尿試験紙で蛋白質が検出可能な段階では腎障害はかなり進行しており，なるべく早期に診断する必要があった．その診断指標が微量アルブミンである．

③糖尿病性腎症の病期分類では，第1期（腎症前期）は正常アルブミン尿（30 mg/gCr 未満），第2期（早期腎症期）は微量アルブミン（30〜299 mg/gCr）とされている．

④微量アルブミンの時期に，厳格な血糖コントロールにより腎機能が回復することが示されている．

セルフ・チェック

A 次の文章で正しいものに〇，誤っているものに×をつけよ．

1. 尿蛋白は健常者でも1日あたり100 mg 排泄されている．
2. 尿中蛋白の等電点は pH8 である．
3. 尿蛋白試験紙では主にグロブリンを検出している．
4. 尿蛋白試験紙には TBPB と pH3 のクエン酸緩衝液が含まれる．
5. 尿蛋白試験紙では pH8 以上のアルカリ性尿で偽陽性になる．
6. 尿蛋白試験紙では消毒薬の混入で偽陰性になる．
7. スルホサリチル酸法は Bence Jones 蛋白にも反応する．
8. ピロガロールレッド法はメタクロマジーが原理である．
9. Bence Jones 蛋白は腎後性蛋白尿に分類される．
10. ヘモグロビン尿は腎前性蛋白尿に分類される．
11. 糖尿病性腎症の蛋白尿はグロブリンが主成分である．
12. Bence Jones 蛋白は免疫グロブリンの H 鎖である．
13. Bence Jones 蛋白は多発性骨髄腫で尿中に検出される．

A
1-〇, 2-×（pH4〜6）, 3-×（アルブミン）, 4-〇, 5-〇, 6-×（偽陽性）, 7-〇, 8-〇, 9-×（腎前性）, 10-〇, 11-×（アルブミン）, 12-×（L鎖）, 13-〇

14. Bence Jones 蛋白は 56℃で凝固し，100℃で再溶解する． □ □
15. 微量アルブミンは糖尿病性腎症の早期発見に有用である． □ □
16. 微量アルブミンはクレアチンとの結果からアルブミン/
　　 クレアチン比を半定量値として出す． □ □

B

1．尿蛋白試験紙法について正しいのはどれか．2 つ選べ．
　□ ① pH 指示薬の蛋白誤差を利用している．
　□ ② 検出感度はスルホサリチル酸法より高い．
　□ ③ 強アルカリ性尿（pH 8 以上）では偽陰性を示す．
　□ ④ ヘモグロビン尿は判定の障害となる．
　□ ⑤ アスコルビン酸の影響を受ける．

2．尿蛋白試験紙法について正しいのはどれか．
　□ ① 反応原理は酵素法である．
　□ ② Bence Jones 蛋白に反応する．
　□ ③ 微量アルブミンに反応する．
　□ ④ 検出感度は 0.1〜0.2 mg/dL である．
　□ ⑤ 自然排尿による中間尿を検体とする．

3．尿蛋白試験紙法について正しいのはどれか．
　□ ① 試験紙にはメチルレッドとブロモチモールブルーが含まれる．
　□ ② 起立性蛋白尿は検出できない．
　□ ③ 暗い照明下での肉眼比色では陰性側に判定しやすい．
　□ ④ 緩衝液で pH 3 に調整して測定する．
　□ ⑤ グロブリンに反応する．

A 14-○，15-○，16-×（クレアチニンとの結果からアルブミン/クレアチニン比）
B 1-①と④（②感度は低い，③偽陽性，⑤受けない），2-⑤（①pH 指示薬の蛋白誤差，②反応しない，③微量アルブミンは試験紙法で測定できない量である，④6〜65 mg/dL），3-④（①pH 指示薬は 1 種類，②起立性蛋白はアルブミンなので検出可能，③暗い場合は陽性側に判定しやすい（正誤差），⑤アルブミンに特異的に反応し，グロブリンやムコ蛋白には反応しない）

4. 尿蛋白定量法でメタクロマジーを原理とするのはどれか．2つ選べ．
   - ① ビウレット法
   - ② トリクロロ酢酸法
   - ③ キングスバリー・クラーク法
   - ④ クマシー・ブリリアントブルー法
   - ⑤ ピロガロールレッド・モリブデン法

5. 尿中 Bence Jones 蛋白で誤っているのはどれか．
   - ① 多発性骨髄腫で出現する．
   - ② 熱凝固試験で 37℃ で凝固して 56℃ で再溶解する．
   - ③ スルホサリチル酸法で検出される．
   - ④ 分子構造は免疫グロブリン軽鎖の 2 量体が多い．
   - ⑤ 陽性例では M 蛋白血症を伴うことが多い．

6. 尿中アルブミン/クレアチニン比で正しいのはどれか．
   - ① 糸球体の濾過量を知ることができる．
   - ② 24 時間の尿中アルブミン排泄量を間接的に知ることができる．
   - ③ ネフローゼ症候群の診断基準の必須検査項目である．
   - ④ フェニルケトン尿症の確定診断に必要である．
   - ⑤ 骨格筋の破壊状態を知ることができる．

B 4-④と⑤（①Cu^{2+}・ペプチド錯塩の呈色，②比濁法，③比濁法），5-②（56℃で凝固，100℃で再溶解），6-②（①糸球体濾過量は血清クレアチニン値で求める eGFR を用いる，③，④関係ない，⑤骨格筋の破壊は尿中ミオグロビンが反映）

4 尿検査 化学的検査法―尿糖

学習の目標
- 糖排泄閾値
- GOD・POD法

尿糖

①健常者でも2～20 mg/日尿中に排泄されている．通常の定性試験では検出できない．
②尿糖：ブドウ糖を指す．
③糖排泄閾値：150～180 mg/dL．血糖値がこの値を超えると尿中に排泄される．

測定法

1．試験紙法
①原理：酵素法（GOD・POD法）：β-D-グルコースに特異的に反応．
②試験紙にはグルコースオキシダーゼ（GOD）とペルオキシダーゼ（POD）と還元型色原体が含まれる．

β-D-グルコース $\xrightarrow{GOD}$ グルコン酸＋H_2O_2
H_2O_2＋還元型色原体（無色）$\xrightarrow{POD}$ 酸化型色原体（発色）

色原体例：3,3',5,5'-テトラメチルベンジジン，4-アミノアンチピリン，1-ナフトール-3,6-ジスルホン酸二ナトリウム，ヨウ化カリウム，o-トリジン．
③感度：50～125 mg/dL（ブドウ糖100 mg/dLを1＋とする）．
④偽陽性：酸化剤（次亜塩素酸，塩素など）の混入，pH4以下の酸性尿．
⑤偽陰性：アスコルビン酸，ケトン体，高比重尿，放置尿．

2．化学的方法
①ベネディクト法
②ニーランデル法

臨床的意義

血液中のブドウ糖は腎臓の糸球体で濾過されたあと近位尿細管で再吸収されるが，健常人でも 2〜20 mg/dL 程度は尿中に排泄される．

血糖が高いため原尿中のブドウ糖が再吸収しきれなかったか，尿細管での再吸収能力が低下している場合(腎性糖尿)に尿糖が増加する．

1．高血糖
①一過性高血糖：食事性，運動，興奮（ストレス）など．
②糖尿病：1型糖尿病，2型糖尿病，妊娠糖尿病など．

2．腎性糖尿
①遺伝的なブドウ糖単独の再吸収障害
②多発性骨髄腫，Wilson 病，重金属，薬物による尿細管障害

血糖測定

血糖の測定法は 3 つに大別され，①酵素法，②グルコースのアルデヒド基の還元力を利用する反応，③糖の酸性下における縮合反応がある．現在は①酵素法が主流であり，GOD・POD 法や HK・G-6-PD 法が用いられる．GOD は β-D-グルコースに反応する特異性の高い酵素である．HK の特異性は低いが，共役反応に使われる G-6-PD は特異性が高い．②還元法は血液中の還元性物質すべてが反応するため正誤差を生じやすい．③縮合法はガラクトースやマンノースも o-トルイジンと反応するので，これらの糖を含む血糖測定では正誤差を生じる．

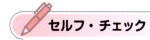

セルフ・チェック

A 次の文章で正しいものに○，誤っているものに×をつけよ．

	○	×
1. 尿糖試験紙はフルクトースに反応する．	□	□
2. 尿糖試験紙はガラクトースに反応する．	□	□
3. 尿糖試験紙はα-D-グルコースに反応する．	□	□
4. 尿糖試験紙にはヘキソキナーゼが含まれる．	□	□
5. 尿糖試験紙にはペルオキシダーゼが含まれる．	□	□
6. 尿糖試験紙には酸化型色原体が含まれる．	□	□
7. 尿糖試験紙法の感度は5〜12.5 mg/dLである．	□	□
8. 尿糖試験紙法は放置尿で偽陰性となる．	□	□
9. 尿糖試験紙法はアスコルビン酸を大量に含む尿では偽陽性となる．	□	□
10. 尿糖試験紙法は高比重尿で偽陽性となる．	□	□
11. 尿糖試験紙法は次亜塩素酸の混入で偽陰性となる．	□	□
12. 尿糖測定の化学的方法にベネディクト法がある．	□	□
13. 尿糖検査薬はOTC検査薬の一つである．	□	□
14. グルコースは遠位尿細管で再吸収される．	□	□

A 1-×（反応しない），2-×（反応しない），3-×（反応しない，β-D-グルコースに特異的），4-×（GODとPOD），5-○，6-×（還元型色原体），7-×（50〜125 mg/dL），8-○，9-×（偽陰性），10-×（偽陰性），11-×（偽陽性），12-○，13-○，14-×（近位尿細管）

B

1. 尿糖試験紙法について誤っているのはどれか．
- □ ① 試験紙には酸化型色原体が含まれる．
- □ ② 尿に還元剤が含まれると偽陰性を示す．
- □ ③ アルカリ性尿では偽陰性となる．
- □ ④ ブドウ糖と特異的に反応する．
- □ ⑤ 反応によって産生された過酸化水素が色原体を酸化発色させる．

2. 尿糖試験紙法について正しいのはどれか．2つ選べ．
- □ ① 試験紙にペルオキシダーゼが含まれる．
- □ ② α-D-グルコースに特異的に反応する酵素を用いる．
- □ ③ 試験紙に過酸化水素が含まれる．
- □ ④ 感度は 50〜125 g/dL である．
- □ ⑤ 多量のビタミン C が存在すると偽陰性を示す．

3. ブドウ糖に対して最も特異性の高い尿糖検査法はどれか．
- □ ① 試験紙法
- □ ② ニーランデル法
- □ ③ トロンメル法
- □ ④ ベネディクト法
- □ ⑤ ヘインズ法

4. 尿糖試験紙に含まれる試薬はどれか．2つ選べ．
- □ ① グルコースオキシダーゼ
- □ ② ヘキソキナーゼ
- □ ③ 過酸化水素
- □ ④ 硫酸銅
- □ ⑤ ペルオキシダーゼ

B 1-①（①還元型色原体），2-①と⑤〔②β-D-グルコースに特異的に反応，③試験紙に含まれる GOD により過酸化水素（H_2O_2）が生じる，④50〜125 mg/dL〕，3-①（①特異性では試験紙法が高い，②，③，④，⑤糖の化学的測定法），4-①と⑤（③過酸化水素はブドウ糖にグルコースオキシダーゼが反応して生じる）

5. 尿糖試験紙法について正しいのはどれか．
   - ① 尿をよく濾紙にしみこませて十分発色させてから判定する．
   - ② 試験紙を尿につけてただちに引き上げ，一定時間後に判定する．
   - ③ 尿をよく試験紙で撹拌してから判定する．
   - ④ 試験紙を保存するときは密栓する必要はない．
   - ⑤ ビタミンCが尿中に大量に含まれていても判定には影響がない．

6. 尿試験紙法の検査でビタミンC服用者の検体で偽陰性となるのはどれか．
   - ① ウロビリノゲン
   - ② ケトン体
   - ③ 蛋　白
   - ④ 白血球反応
   - ⑤ ブドウ糖

5-②（②試験紙は尿につけた後ただちに引き上げ，試薬の流出を防ぐ，④試験紙は密栓して保存する，⑤偽陰性になる），6-⑤

5 尿検査 化学的検査法―尿ケトン体

学習の目標
- □ アセトン
- □ アセト酢酸
- □ 3-ヒドロキシ酪酸 (3-OHBA)
- □ ケトン血症

尿ケトン体

①ケトン体(アセトン体)とは，アセトン，アセト酢酸，3-(β-)ヒドロキシ酪酸(3-OHBA)の総称(図5-1)．
②肝臓での脂肪酸酸化反応(β酸化)により生成．肝臓以外の組織がケトン体を利用．
③健常者でも2 mg/日以下尿中に排泄されている．通常の定性試験では検出できない．

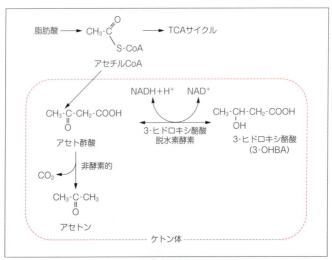

図5-1 脂肪酸代謝とケトン体

④血液中にケトン体が増加する(ケトン血症)とアシドーシスを呈し,尿中に排泄される(アセトンは中性だが,アセト酢酸,3-ヒドロキシ酪酸は酸性).

2 測定法(試験紙法)

①新鮮尿(3時間以内)で検査する.
　アセトン:揮発.
　アセト酢酸:分解,細菌が利用.
②原理:ニトロプルシドナトリウムを用いる反応.
　アルカリ性下でニトロプルシドナトリウムとケトン体が反応し,紫紅色に変化.
　アセト酢酸とアセトンに反応(感度:アセト酢酸>アセトン)し,3-OHBA には反応しない(ケト基:C=O をもたないため).
③感度:アセト酢酸で 5〜10 mg/dL.
④偽陽性:L-DOPA 服用尿.
⑤偽陰性:放置尿.

3 臨床的意義

〈増加する要因〉
　①糖質の利用障害:コントロール不良な糖尿病,糖原病.
　②相対的,絶対的な糖質不足:絶食,飢餓,周期的嘔吐,高脂肪食,妊娠悪阻,内分泌疾患による代謝亢進(甲状腺ホルモンの過剰など).

セルフ・チェック

A 次の文章で正しいものに○，誤っているものに×をつけよ．

	○	×
1. ケトン体は肝臓での脂肪酸酸化反応（β酸化）により生成する．	□	□
2. 血液中のケトン体濃度が増加するとアルカローシスを呈する．	□	□
3. 尿ケトン体の試験紙法は放置尿で偽陰性になる．	□	□
4. 試験紙法は3-ヒドロキシ酪酸に反応しない．	□	□
5. 重症の糖尿病で尿ケトン体が増加する．	□	□

A 1-○，2-×（アシドーシス），3-○，4-○，5-○

B

1. ケトン体について正しいのはどれか．
   - ① 腎臓で生成される．
   - ② 放置尿で増加する．
   - ③ 飢餓で尿中に検出される．
   - ④ 肝臓でエネルギー源になる．
   - ⑤ 増加すると尿はアルカリ性になる．

2. ニトロプルシドナトリウム試薬を用いた尿ケトン体検査で陽性反応を得た．
   正しいのはどれか．2つ選べ．
   - ① 紫赤色を呈した．
   - ② 3-ヒドロキシ酪酸の存在を示す．
   - ③ アセト酢酸の存在を示す．
   - ④ アルカローシスを疑う．
   - ⑤ ポルフィリン体の存在を示す．

3. 試験紙法による尿ケトン体検査で正しいのはどれか．2つ選べ．
   - ① 酸性下でニトロプルシドナトリウムと反応させる．
   - ② 最もアセト酢酸に反応する．
   - ③ アセトンに反応する．
   - ④ 放置尿でも安定した結果が得られる．
   - ⑤ L-DOPA服用尿で偽陰性になる．

B 1-③（①肝臓，②減少する，④肝臓以外，⑤酸性），2-①と③（②3-ヒドロキシ酪酸には反応しない，④アシドーシス，⑤アセト酢酸とアセトンに反応する），3-②と③（①アルカリ性下で反応，④放置尿で偽陰性，⑤偽陽性）

6 尿検査 化学的検査法―ビリルビン・ウロビリン体

A 尿ビリルビン

学習の目標
- [ ] 間接ビリルビン
- [ ] 直接ビリルビン

1 ビリルビンの代謝（図6-1）

① 網内系組織で老化した赤血球が破壊され，ヘモグロビンのヘムよりビリルビンが生じる．

② ビリルビンは脂溶性であるため，血中ではアルブミンなどの蛋白

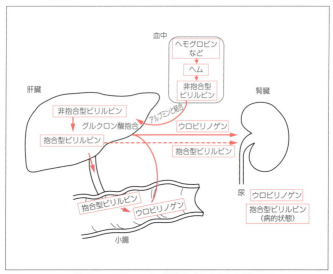

図6-1 ビリルビン代謝とウロビリノゲン
（菊池春人：最新臨床検査学講座 一般検査学（三村邦裕, 宿谷賢一編）, 26, 医歯薬出版, 2016.）

質と結合した間接（非抱合型）ビリルビンとなり，肝細胞に運ばれる．
③肝細胞で間接ビリルビンはグルクロン酸抱合を受け，水溶性の直接（抱合型）ビリルビンとなる．
④直接ビリルビンは胆汁中に排泄される．
⑤胆汁中の直接ビリルビンは腸管で腸内細菌によって還元され，ウロビリノゲンとなる．ウロビリノゲンの一部は腸管から吸収され腸肝循環する．また，体循環を経て尿中に排泄される．
⑥肝外胆管が閉塞され直接ビリルビンを胆汁中に排泄できない場合，腎臓を経て尿中に排泄される．
⑦肝細胞機能が低下した場合，直接ビリルビンを胆汁中に排泄できなくなり，腎臓を経て尿中に排泄される．

測定法

1．試験紙法
①新鮮尿（3時間以内）で検査する．光により酸化，分解する．
　ビリルビン（黄褐色）─酸化→ビリベルジン（緑色）
②原理：ジアゾカップリング法：ジアゾニウム塩とビリルビンの反応でアゾ色素（青～紫色）の呈色をみる．
③感度：0.4～0.8 mg/dL．
④偽陽性：尿を赤色にする薬剤（エパルレスタット，フェナゾピリジンなど），ウロビリノゲン，5-HIAA（5-ヒドロキシインドール酢酸）．
⑤偽陰性：アスコルビン酸，亜硝酸塩，尿酸塩．

2．錠剤法（イクトテスト）
①原理：ジアゾカップリング反応：酸性条件下で，ビス-(2,4-ジクロロベンゼンジアゾニウム塩化物)・塩化亜鉛複合体とビリルビンが反応し，青色もしくは紫色を呈する．
②感度：0.05～0.1 mg/dL．
③アスコルビン酸の影響を受けにくい．

B 尿ウロビリン体

学習の目標
- ウロビリン
- ウロビリノゲン
- 腸肝循環
- エールリッヒのアルデヒド反応

尿ウロビリン体

① ウロビリンとウロビリノゲンの総称．
② いずれもビリルビンの誘導体であり，ウロビリノゲンは無色であるが，酸化されると黄褐色のウロビリンになる．
③ 胆汁中の直接（抱合型）ビリルビンが腸内細菌によって非抱合型となり還元されたものがウロビリノゲンである．
④ ウロビリノゲンのほとんどはステルコビリノゲンを経て，ステルコビリンに変化し糞便中に排出される．ステルコビリンは糞便の褐色調の原因である．
⑤ ウロビリノゲンの一部は腸管から吸収され，門脈から肝臓に入る．肝臓でウロビリノゲンは直接ビリルビンに変化し胆汁中に排出される（腸肝循環）．血液中を移動する際に一部のウロビリノゲンは体循環に入り腎臓を経て尿から排出される．
⑥ 健常者尿中にも排泄される（0.4～1 mg/dL）．
⑦ 日内変動：午後2～4時が高値．

ウロビリノゲン測定法（試験紙法）

① 新鮮尿（3時間以内）で検査する．ウロビリノゲン（無色）はウロビリン（黄褐色）に変化しやすい．
② 試験紙法で陰性の確認はできない．

1．ジアゾカップリング法

① 原理：ジアゾニウム塩とウロビリノゲンの反応でアゾ色素の呈色をみる．

②感度：0.2〜2 mg/dL.
③偽陽性：尿を赤色にする薬剤や食物（ビートレッド，アゾ色素，フェナゾピリジンなど），カルバペネム系抗菌薬.
④偽陰性：ヘキサミンの大量投与時，高濃度のホルマリンの混入時.

2．エールリッヒのアルデヒド法
①原理：酸性下で p-ジエチルアミノベンズアルデヒドとウロビリノゲンの赤色呈色をみる．ウロビリノゲン特異的な反応ではない．
②感度：0.1 Ehrlich 単位/dL.
③偽陽性：ポルホビリノゲン，p-アミノサリチル酸，サルファ剤，カルバペネム系抗菌薬など．
④偽陰性：亜硝酸ナトリウム，ホルマリンなどの混入時．

C 黄疸の鑑別

学習の目標
- [ ] 閉塞性黄疸
- [ ] 溶血性黄疸
- [ ] 肝細胞性黄疸

黄疸の鑑別（表6-1）

1．閉塞性黄疸
　肝外胆管が腫瘍，結石などによって閉塞されると，胆汁が十二指腸に排泄されなくなる．直接ビリルビンは肝内毛細胆管にうっ滞し，一部が細胞の間隙を通って血液中に流出し，血液中の直接ビリルビンが増加する．直接ビリルビンは水溶性で低分子のため，腎の糸球体で濾過され尿中に検出される．
　一方，ウロビリノゲンは肝外胆管が閉塞すると直接ビリルビンが腸管に達しないため，生成されなくなる．したがって，尿中のウロビリノゲンは減少または消失する．また，ウロビリノゲン由来のステルコビリンが生成しないため糞便の色は灰白色となる．

2．肝細胞性黄疸
　肝炎，中毒，肝がんなどの原因で肝細胞機能が障害されるとビリル

ビンやウロビリノゲンの処理能力の低下が生じ，肝細胞から胆汁への排泄障害が起きる．直接ビリルビンが胆汁に排泄されず，血液中に流出し，血中の直接ビリルビンが増加し，尿に検出される．

一方，少量ながら十二指腸に排泄された直接ビリルビンは腸管内でウロビリノゲンに変化し，腸管から吸収されるが肝臓に戻ることができず血中に増加し，尿ウロビリノゲン量が増加する．

3．溶血性黄疸

悪性貧血などで赤血球が破壊されると間接ビリルビンが増加し，血液中を循環する．間接ビリルビンはアルブミンと結合しているため腎臓の糸球体では濾過されず，尿中には検出されない．

血中間接ビリルビンが増加すると肝臓で大量の直接ビリルビンが生成し，胆道を経て腸管に至る．大量のビリルビンは大量のウロビリノゲンとなり腸管からの吸収量も増加し，血中ウロビリノゲンが増加し，尿への排泄量も増加する．

表 6-1　黄疸の鑑別

	血液		尿		便	
	ビリルビン	ウロビリノゲン	ビリルビン	ウロビリノゲン	ビリルビン	ウロビリノゲン
閉塞性黄疸	++（直接型）	-	++	-	-	-
肝細胞性黄疸	++（直接型）（間接型）	++	++	++	-	+
溶血性黄疸	++（間接型）	++	-	++	-	++

（鈴木敏惠：臨床検査学講座 臨床検査総論（三村邦裕ら著），第3版，89，医歯薬出版，2010．）

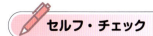

セルフ・チェック

A 次の文章で正しいものに○，誤っているものに×をつけよ．

1. ビリルビンはヘモグロビンのグロビンに由来する．
2. 尿中に出てくるのは直接ビリルビンである．
3. ビリルビンの試験紙法はアスコルビン酸で偽陰性になる．
4. ウロビリノゲンの尿中排泄は日内変動がある．
5. ウロビリノゲンは正常尿中に存在しない．
6. 放置によりウロビリノゲンはウロビリンに変化する．
7. 溶血性黄疸患者の尿中にはウロビリノゲンが増加している．
8. 閉塞性黄疸患者の尿中にはビリルビンが増加している．
9. 閉塞性黄疸患者の便は灰白色である．
10. 尿ビリルビン陽性で尿ウロビリノゲン陰性の患者は溶血性黄疸が考えられる．

A 1-×（ヘムに由来），2-○，3-○，4-○，5-×（存在する），6-○，7-○，8-○，9-○，10-×（閉塞性黄疸）

B

1. ビリルビンについて正しいのはどれか．2つ選べ．
   - □ ① 脂溶性である．
   - □ ② 血液中ではアルブミンと結合している．
   - □ ③ 肝臓でグリシン抱合される．
   - □ ④ ビリルビンが酸化されウロビリノゲンになる．
   - □ ⑤ 腸肝循環する．

2. 尿ビリルビンの測定について正しいのはどれか．2つ選べ．
   - □ ① ジアゾカップリング反応は酸性下で行う．
   - □ ② アゾ色素は赤色である．
   - □ ③ 試験紙法はイクトテストより感度が高い．
   - □ ④ イクトテストはアスコルビン酸の影響を受けにくい．
   - □ ⑤ 試験紙法は 5-HIAA で偽陰性となる．

3. 尿ウロビリノゲンについて正しいのはどれか．2つ選べ．
   - □ ① 健常人では認められない．
   - □ ② 放置尿で偽陰性になりやすい．
   - □ ③ 溶血性黄疸では陽性になる．
   - □ ④ エールリッヒのアルデヒド反応で黒褐色を呈する．
   - □ ⑤ ビリルビン尿ではウロビリノゲンは常に陰性である．

4. ウロビリノゲンについて誤っているのはどれか．
   - □ ① 酸化されるとウロビリンになる．
   - □ ② 腸肝循環する．
   - □ ③ 尿中排泄量は午後 2〜4 時が最も多い．
   - □ ④ ビリルビンが腸内細菌により還元されたものである．
   - □ ⑤ エールリッヒのアルデヒド反応はウロビリノゲンに特異的である．

B 1-①と②（③グルクロン酸，④還元，⑤腸肝循環するのはウロビリノゲン），2-①と④（②青〜紫色，③イクトテストの方が感度が高い，⑤偽陽性），3-②と③（①健常人でも認められるが，通常試験紙では（±），④陽性は赤，⑤閉塞性黄疸ではウロビリノゲンは陰性だが，肝細胞性黄疸では陽性），4-⑤（⑤特異的ではない）

5．尿ビリルビン陽性で尿ウロビリノゲン陰性の結果が得られた．考えられるのはどれか．
- ☐ ① うっ血性心不全
- ☐ ② 溶血性貧血
- ☐ ③ 胆道閉塞
- ☐ ④ 吸収不良症候群
- ☐ ⑤ 低栄養

6．尿ビリルビン陰性で尿ウロビリノゲンが増加している結果が得られた．
正しいのはどれか．
- ☐ ① 便の色は灰白色である．
- ☐ ② 血液中には直接ビリルビンが増加している．
- ☐ ③ 尿は黄褐色で泡が立っている．
- ☐ ④ 原因疾患として溶血性貧血が考えられる．
- ☐ ⑤ この尿を放置すると表面より黒くなる．

5-③（尿ビリルビン陽性から，血中直接ビリルビン増加を疑い，尿ウロビリノゲン陰性より腸管にてビリルビンからウロビリノゲンの変換が起こっていないため，ビリルビンが腸管に排泄されていないことがわかる．したがって，胆道が閉塞していることが考えられる），6-④（①ウロビリノゲンが増えているので腸管でビリルビンがウロビリノゲンになっている．したがって，便の色は黄褐色になる，②尿ビリルビンが陰性であるため，血液中の直接ビリルビンは増加していない，③尿が黄褐色で泡が立っているのはビリルビンが含まれるときの特徴，⑤ウロビリノゲンを含む尿は黒変しない）

7 尿検査 化学的検査法―尿潜血

学習の目標
- [ ] 肉眼的血尿
- [ ] 顕微鏡的血尿
- [ ] ヘモグロビン尿
- [ ] ミオグロビン尿
- [ ] ヘモグロビンのペルオキシダーゼ様作用

1 血尿

①尿中に血液が混入している状態(赤血球が存在).
②尿中赤血球数が 20 個/μL あるいは尿沈渣で赤血球が 5 個/HPF 以上(血尿診断ガイドライン 2013).
③潜血反応陽性.
④肉眼的血尿:尿 1 L に血液が 1 mL 以上混入した状態.
⑤顕微鏡的血尿:肉眼的に血尿に見えない状態.

2 ヘモグロビン尿,ミオグロビン尿

①ヘモグロビン尿:赤血球由来のヘモグロビンが存在する場合.ヘモグロビンは血液中でハプトグロビンと結合している.ハプトグロビンとの結合能を超えると尿中に排泄される.

赤〜赤褐色尿
　血尿,ヘモグロビン尿,ミオグロビン尿,ポルフィリン尿が疑われる.潜血反応陽性であれば,血尿,ヘモグロビン尿,ミオグロビン尿の鑑別が必要である.尿沈渣中に赤血球が認められれば血尿,認められなければヘモグロビン尿,ミオグロビン尿の鑑別を行う.鑑別法としては,次の方法がある.①可視部吸収曲線:ヘモグロビンは 576,541 nm,ミオグロビンは 582,543 nm に極大吸収がある,②硫安による塩析:尿 5 mL に硫酸アンモニウム 2.8 g を徐々に加え,塩析されればヘモグロビン尿,されなければミオグロビン尿,③電気泳動による移動度,④特異抗血清に対する反応.

②ミオグロビン尿：筋肉由来のミオグロビンが存在する場合．
③血尿と違い，赤血球は存在しない．
④潜血反応陽性．

測定法（試験紙法）

①原理：ヘモグロビンのペルオキシダーゼ様作用（偽ペルオキシダーゼ作用）を利用する．
②試験紙には色原体と過酸化物が含まれる．ヘモグロビンがあれば，ペルオキシダーゼ様作用により過酸化物が分解されるときに色原体を酸化して呈色する．ミオグロビンにも同様の作用がある．その他，試験紙には溶血促進剤が含まれる．
③感度：赤血球5〜20個/μL，ヘモグロビン0.015〜0.062 mg/dL．1＋に相当するヘモグロビン濃度は0.06 mg/dL（赤血球換算約20個/μL）．
④偽陽性：酸化剤の混入（次亜塩素酸ナトリウム，サラシ粉など）．
⑤偽陰性：還元性のある物質（アスコルビン酸），亜硝酸，粘液成分の混入．

臨床的意義

1．血尿
①糸球体性血尿：急性糸球体腎炎，IgA腎症，ループス腎炎．
②非糸球体性血尿：腎・尿路系のがん，膀胱がん，腎盂腎炎，膀胱炎，尿道炎，尿路結石，前立腺肥大．

2．ヘモグロビン尿
①発作性夜間ヘモグロビン尿症
②血液型不適合輸血

3．ミオグロビン尿
①外傷による筋損傷
②横紋筋融解症

4．出血部位の推定法
①尿沈渣による糸球体型赤血球（変形赤血球）の観察
②Thompson's 2杯分尿法（表7-1）

5．尿潜血反応と尿沈渣赤血球の関係（表7-2）

表 7-1　2杯分尿法による出血部位の鑑別

出血部位	血尿の種類	第1尿	第2尿
前部尿道	初期血尿	血尿	透明
後部尿道,膀胱頸部	終末期血尿	透明	血尿
膀胱,上部尿路	全血尿	血尿	血尿

注:膿尿の場合も尿の混濁状況から同様に炎症部位が推定できる

(鈴木敏惠:臨床検査学講座 臨床検査総論(三村邦裕ら著),
第3版,95,医歯薬出版,2010.)

表 7-2　尿潜血反応と尿沈渣赤血球の関係

		尿潜血反応	
		陰性	陽性
尿沈渣赤血球	陰性	陰性(正常)	・ヘモグロビン尿 ・ミオグロビン尿 ・尿中での溶血 ・潜血反応の偽陽性(酸化物の混入など) ・試験紙の不適切な保存 ・尿の攪拌が不十分で,上清部分で尿沈渣標本を作製した ・沈渣での赤血球見落とし
	陽性	・アスコルビン酸,カプトプリルなどによる潜血反応の偽陰性 ・試験紙の劣化 ・尿の攪拌が不十分で,上清部分で尿潜血反応を行った ・ほかの成分を赤血球と誤認	陽性(血尿)

(菊池春人:最新臨床検査学講座 一般検査学(三村邦裕,宿谷賢一編),
30,医歯薬出版,2016.)

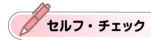

セルフ・チェック

A 次の文章で正しいものに○，誤っているものに×をつけよ．

		○	×
1.	血尿には赤血球が存在する．	☐	☐
2.	肉眼的血尿は尿1Lに血液が10 mL以上混入した状態をいう．	☐	☐
3.	ヘモグロビン尿には赤血球が存在する．	☐	☐
4.	ヘモグロビンは赤血球に由来する．	☐	☐
5.	ミオグロビンは赤血球に由来する．	☐	☐
6.	尿潜血反応の原理はヘモグロビンのエステラーゼ様作用である．	☐	☐
7.	尿潜血試験紙には過酸化物が含まれる．	☐	☐
8.	尿潜血試験紙法ではアスコルビン酸は偽陰性の原因となる．	☐	☐
9.	尿潜血試験紙法では硝酸塩は偽陰性の原因となる．	☐	☐
10.	腎がんは糸球体性血尿の原因疾患である．	☐	☐
11.	腎盂腎炎は糸球体性血尿の原因疾患である．	☐	☐
12.	血液型不適合輸血はミオグロビン尿の原因となる．	☐	☐
13.	横紋筋融解症は血尿の原因となる．	☐	☐
14.	Thompson's 2杯分尿法は出血部位の推定法である．	☐	☐
15.	尿潜血反応陽性，沈渣赤血球陰性はヘモグロビン尿が考えられる．	☐	☐
16.	尿潜血反応陰性，沈渣赤血球陽性はアスコルビン酸混入尿が考えられる．	☐	☐

A 1-○，2-×（1 mL），3-×（存在しない），4-○，5-×（筋肉），6-×（ペルオキシダーゼ様作用），7-○，8-○，9-×（亜硝酸塩），10-×（非糸球体性血尿），11-×（非糸球体性血尿），12-×（ヘモグロビン尿），13-×（ミオグロビン尿），14-○，15-○，16-○

B

1. ヘモグロビン尿・ミオグロビン尿について正しいのはどれか．2つ選べ．
   - □ ① ヘモグロビン尿を遠心すると上清は鮮紅色である．
   - □ ② ミオグロビンは赤血球に由来する．
   - □ ③ ミオグロビンは血液中でハプトグロビンと結合している．
   - □ ④ 横紋筋融解症の患者はミオグロビン尿を呈する．
   - □ ⑤ 尿潜血試験紙の感度はミオグロビンの方がヘモグロビンより高い．

2. 尿路系の出血部位を推定する尿検査はどれか．2つ選べ．
   - □ ① 塩化第二鉄反応
   - □ ② ジアゾ反応
   - □ ③ 変形赤血球の観察
   - □ ④ Thompson's 2杯分尿法
   - □ ⑤ 尿潜血反応

3. 尿潜血試験紙法で偽陽性の原因となるのはどれか．2つ選べ．
   - □ ① アスコルビン酸
   - □ ② 亜硝酸塩
   - □ ③ サラシ粉
   - □ ④ 次亜塩素酸塩
   - □ ⑤ 粘液成分

4. 尿潜血反応が陽性，沈渣赤血球が陰性であった場合に考えられる病態はどれか．2つ選べ．
   - □ ① 微少血尿
   - □ ② ヘモグロビン尿
   - □ ③ ポルフィリン尿
   - □ ④ ミオグロビン尿
   - □ ⑤ ビリルビン尿

B 1-①と④（②筋肉に由来，③ヘモグロビンはハプトグロビンと結合．ミオグロビンは輸送蛋白をもたない，⑤感度はヘモグロビンの方が高い），2-③と④（③変形赤血球の出現は糸球体からの出血を示唆する，④初期血尿は前部尿道，終末期血尿は後部尿道，膀胱頸部，全血尿は膀胱，上部尿路の出血を示唆する），3-③と④（①，②，⑤偽陰性の原因），4-②と④（①血尿は沈渣赤血球陽性，③，⑤色調は似ているが尿潜血反応は陰性）

5. 尿試験紙法で潜血反応2＋，かつ，沈渣で赤血球1～4/HPFを呈するのはどれか．**2つ選べ**．
   - ① 異型輸血
   - ② 尿管結石
   - ③ 横紋筋融解症
   - ④ ポルフィリン症
   - ⑤ 慢性糸球体腎炎

5-①と③（潜血反応2＋は異常値，沈渣で赤血球1～4/HPFは基準範囲内．したがって，潜血反応陽性，沈渣赤血球陰性のヘモグロビン尿やミオグロビン尿が疑われる．①異型輸血はヘモグロビン尿，③横紋筋融解症はミオグロビン尿，②，⑤尿管結石，慢性糸球体腎炎は血尿，④ポルフィリン尿は潜血反応陰性）

8 尿検査
化学的検査法—その他の成分

A 尿ポルフィリン体

学習の目標
- □ ヘム合成
- □ ブドウ酒様色調

1 尿ポルフィリン体

①ポルフィリン体は，ヘム生合成過程の中間代謝物（図8-1）である．
②ポルフィリン体前駆物質：δ-アミノレブリン酸（ALA），ポルホビリノゲン（PBG）．
③ポルフィリン体：ウロポルフィリン，コプロポルフィリン，プロ

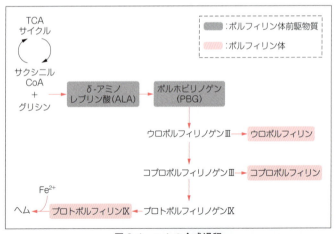

図8-1 ヘムの合成過程
（徳原康哲：最新臨床検査学講座 一般検査学（三村邦裕，宿谷賢一編），35, 医歯薬出版, 2016.）

トポルフィリンIX．

④骨髄の赤芽球および肝臓において，サクシニルCoAとグリシンからヘムは合成される．ヘム合成の律速酵素はアミノレブリン酸合成酵素（サクシニルCoAとグリシンからδ-アミノレブリン酸を合成）であり，補酵素はピリドキサルリン酸である．

⑤ヘムを含む蛋白質：ヘモグロビン，ミオグロビン，チトクローム，ペルオキシダーゼ，カタラーゼなど．

⑥健常者でもコプロポルフィリン，ウロポルフィリンとして，ごく微量尿中に排泄される．

⑦疾患によっては，ポルフィリン体前駆物質（δ-アミノレブリン酸，ポルホビリノゲン）が尿中に排泄される．

⑧尿ポルフィリン体が増加する疾患

先天性：ポルフィリン症（遺伝性疾患）．

後天性：ポルフィリン尿症〔鉛中毒，薬物中毒，肝疾患（急性肝炎，肝硬変），血液疾患（再生不良性貧血，鉄欠乏性貧血）〕．

⑨ポルフィリン尿の色調：放置でブドウ酒様色調（暗赤色），紫外線照射で赤色蛍光．

⑩蓄尿時の保存法：炭酸ナトリウム（アルカリ性炭酸塩）添加，遮光，4℃．

測定法

1．ポルフィリン体定性検査法

①フィッシャー法のブルグシュ変法

コプロポルフィリンをエーテルで抽出後，塩酸で再抽出する．塩酸層の色調変化（微赤～深紅色）および紫外線照射による赤色蛍光がみられれば陽性．

2．ポルホビリノゲン定性検査法

①ワトソン・シュワルツ法

ポルホビリノゲンとウロビリノゲンはアルデヒド試薬添加により赤色に発色するが，ポルホビリノゲンはクロロホルムに不溶（ウロビリノゲンは可溶）であることから両者を鑑別する．

B フェニルケトン体尿

学習の目標
- □ フェニルケトン尿症
- □ フェニルケトン体

1 フェニルケトン体尿

① フェニルケトン尿症は，常染色体劣性（潜性）遺伝病でフェニルアラニン代謝異常症．フェニルアラニンヒドロキシラーゼの遺伝的欠損により，フェニルアラニンがチロシンに代謝されず，フェニルアラニンからフェニルケトン体が生じ，血中濃度が上昇し，尿中に排泄される（図8-2）．

② フェニルケトン体：フェニルピルビン酸，フェニル乳酸，フェニル酢酸，フェニルアセチルグルタミンなど．

③ ネズミ尿臭

④ 新生児マス・スクリーニング検査項目の一つ．

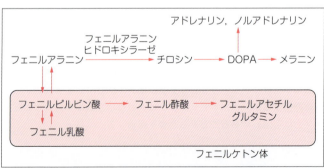

図8-2 フェニルアラニンとチロシンの代謝

測定法

1．試験紙法
①試験紙には，硫酸第二鉄アンモニウムおよびシクラミン酸が含まれる．
②感度：15 mg/dL．

2．ガスリー法
　フェニルケトン尿症のマス・スクリーニング法．患児の血液を使用する．フェニルアラニンに対する代謝拮抗剤を含む寒天培地上で枯草菌を培養した場合，菌は発育しにくいが，フェニルアラニンを含む患児の血液を濾紙にしみこませて培地上に置くと枯草菌が発育することにより判定する．

C　アルカプトン尿

学習の目標
□ アルカプトン尿症　　　□ ホモゲンチジン酸

 ## アルカプトン尿

①アルカプトン尿症は，常染色体劣性（潜性）遺伝病．フェニルアラニンがチロシンを経てフマル酸およびアセト酢酸に代謝される過程において，ホモゲンチジン酸-1,2-ジオキシゲナーゼの欠損により，ホモゲンチジン酸で反応が停止し，尿中に排泄される．
②尿を放置すると，表層から次第に黒変する．
③アルカリ性にして加熱するとすみやかに黒変する．

 ## 測定法

①アルカリ性にすると尿の黒色化が促進される（メラニン尿と鑑別）．
②希塩化第二鉄溶液を加えると一過性に緑色を呈する．
③ベネディクト反応陽性（ニーランデル反応と糖発酵試験は陰性）．

D 5-ヒドロキシインドール酢酸 (5-HIAA)

学習の目標
- [ ] 5-HIAA
- [ ] セロトニン
- [ ] カルチノイド腫瘍

5-ヒドロキシインドール酢酸 (5-HIAA)

①5-HIAA はトリプトファンの代謝産物の一つで,セロトニンの主要代謝産物.

②正常ではトリプトファンはキヌレニンを経て,ニコチン酸に代謝される(図8-3).一部は,セロトニンを経て,5-HIAA に代謝される.

③セロトニンはクロム親和細胞で生成されるが,カルチノイド腫瘍ではセロトニンが大量生成され,血中セロトニン濃度が上昇す

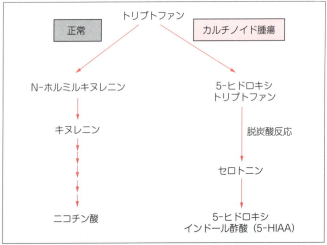

図 8-3 正常細胞とカルチノイド腫瘍におけるトリプトファン代謝

る．その90％以上が5-HIAAに代謝され，尿中に排泄される．

測定法（スクリーニングテスト）

①1-ニトロソ-2-ナフトールと亜硝酸で発色させる方法．紫色を呈すれば陽性．
②エールリッヒのアルデヒド試薬を尿に等量加えて煮沸する．青色を呈すれば陽性．
③偽陽性：セロトニンを含有する食物（バナナ，パイナップル，ウォールナッツなど）の摂取．
④分解されやすいので，蓄尿の場合は酸性にして氷室保存．

E　バニリルマンデル酸（VMA）

学習の目標
- バニリルマンデル酸
- カテコールアミン
- 神経芽細胞腫
- 褐色細胞腫
- 塩酸蓄尿

バニリルマンデル酸（VMA）

①VMAはカテコールアミン（アドレナリン，ノルアドレナリン，ドーパミン）の代謝産物（図8-4）．
②カテコールアミンは交感神経，副腎髄質のクロム親和性細胞においてチロシンから産生される．
③カテコールアミン産生腫瘍（神経芽細胞腫，褐色細胞腫など）の患者では尿中に大量にVMAが排泄される．

測定法

①VMAとp-ニトロアニリンのジアゾニウム塩とのジアゾカップリ

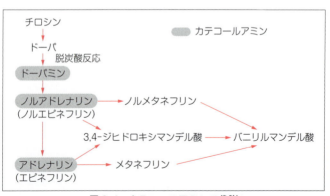

図8-4　カテコールアミンの代謝

ング反応．赤色（ブドウ酒様赤色）を呈すれば陽性．
②偽陽性：バニラを含有する菓子類，バナナ，コーヒー，柑橘類の摂取，薬剤（L-DOPA，テトラサイクリン系抗菌薬）の服用．
③日内変動が大きいので，定量は 24 時間蓄尿を用いる．
④分解されやすいので，蓄尿の場合は塩酸酸性下（pH 2 以下）にして 4℃保存．

F　メラニン尿

学習の目標
- [ ] メラノゲン
- [ ] 悪性黒色腫

メラニン尿

①メラノゲンは進行した悪性黒色腫（メラノーマ）の尿中に大量に排泄される．
②尿を放置すると，表層から次第に黒変．メラノゲン（無色）が酸化されメラニン（黒色）に変化．
③メラノゲンはメラニン生成の前駆物質であり，異常代謝によっても生成される．
④メラニンはチロシンの脱炭酸反応によって生じる．

測定法

①酸化剤として硝酸または塩化第二鉄を添加すると，徐々に黒変．
②水酸化ナトリウムを添加しても，黒変は著名でない（アルカプトン尿と鑑別）．
③トルメーレン法：尿にニトロプルシドナトリウム，水酸化ナトリウムを混和後，酢酸を添加し混和．青から暗緑色を呈すれば陽性．

G 尿インジカン

学習の目標
- □ インジカン
- □ トリプトファン
- □ 腸閉塞
- □ 青いおむつ症候群

尿インジカン

①インジカンは，トリプトファンの代謝産物．腸内で蛋白質中のトリプトファンが細菌により分解されインドールとなり，腸管より吸収，肝臓で酸化されインドキシルになる．肝臓でインドキシルが硫酸抱合されたものがインジカン（インドキシル硫酸カリウム）．
②インジカンは血液に入り，腎臓より尿中に排泄される．正常尿中にも微量存在．
③健常者でも便秘，多量の肉食で増加．
④尿インジカンが増加する疾患
- 腸閉塞，腸結核，腹膜炎で著明な増加．
- 青いおむつ症候群（先天性トリプトファン吸収不全症），ハートナップ病〔先天性中性アミノ酸輸送体の異常，常染色体劣性（潜性）遺伝病〕では尿中にインジカンが大量に排泄され，インジカンが酸化されインジゴブルーとなる．

測定法

①ヤッフェ法：インジカンを濃塩酸で加水分解し，生じたインドキシルを酸化縮合させインジゴブルーとし，クロロホルムで抽出，青色呈色を観察．酸化剤としてクロール石灰水を用いる．
②オーベルマイヤー法：検出原理はヤッフェ法と同様．酸化剤として塩化第二鉄を用いる．

H 脂肪尿

> **学習の目標**
> ☐ 脂肪滴

脂肪尿

①脂肪滴が含まれる尿．遠心すると脂肪は上層にくる．
②骨折，子癇（しかん），糖尿病，ネフローゼ症候群などで検出される．

乳び尿

①乳び（蛋白質と結合した脂質）を含む尿．牛乳様混濁．
②放置により，寒天様凝塊が形成される．
③乳び管（リンパ管，胸管）と尿路との交通により，尿中に検出される．
④フィラリア症，がんで検出される．

測定法（検出法）

①脂肪染色（ズダンⅢ）による鏡検で，赤染した脂肪小球が確認できる．
②アルコール，エーテルとの混和で透明になる．
③水酸化ナトリウム，エーテルとの混和で透明になる．

I 尿亜硝酸塩

学習の目標
- [ ] 亜硝酸塩
- [ ] 細菌感染

1 尿亜硝酸塩

① 健常者では尿中に亜硝酸塩は存在しない．硝酸塩は存在．
② 硝酸塩還元能をもつ細菌により硝酸塩が亜硝酸塩になる．
③ 亜硝酸塩測定は，細菌尿を検出するために行う．

2 測定法（試験紙法）

1．グリース反応

① 試験紙にはアミン化合物，カップリング剤が含まれる．
② 検出感度：0.03～0.1 mg/dL.
③ 検体とする尿は膀胱内に最低4時間の貯留が必要．
④ 偽陽性：尿を赤色に着色する薬剤（フェナゾピリジンなど），放置尿（採尿後2時間以内に検査）．
⑤ 偽陰性：アスコルビン酸，高比重尿，抗菌薬の服用，硝酸塩還元能をもたない微生物感染（腸球菌，淋菌，真菌など），硝酸塩の不足（野菜摂取の不足，絶食，非経口栄養）．

J 白血球反応

学習の目標
- 好中球
- エステラーゼ活性

尿路感染症の診断

①尿中白血球（好中球）の増加は，尿路感染症の重要な所見．
②尿沈渣鏡検による白血球の確認．
③試験紙法により迅速に検出可能．

測定法（試験紙法）

1．エステラーゼ反応

①原理：白血球のもつエステラーゼ活性を利用．
②試験紙には，基質（エステル）とジアゾニウム塩が含まれる．
③基質（エステル）が白血球のエステラーゼにより加水分解して生じた物質とジアゾニウム塩がアゾカップリング反応し，アゾ色素（紫色）を生じる．
④感度：10～25 個/μL のものと，5～15 個/HPF のものがある．
⑤偽陽性：ホルムアルデヒドの混入，カルバペネム系抗菌薬．
⑥偽陰性：高度の蛋白尿，糖尿，低 pH，高比重，抗菌薬（セフェム系，テトラサイクリン，ゲンタマイシン，クロラムフェニコール）．
⑦異常発色：ビリルビン，ニトロフラントイン．

K アスコルビン酸

学習の目標
- [ ] アスコルビン酸
- [ ] 還元性

アスコルビン酸
① ビタミンCのこと．
② 還元性が強く，多くの測定反応に影響を及ぼす．
③ アスコルビン酸が影響する尿試験紙検査：ブドウ糖，潜血，ビリルビン，亜硝酸塩（すべて偽陰性となる）．

測定法（試験紙法）
① 原理：ジクロロフェノールインドフェノールが還元されると退色する反応．
② 偽陽性：還元性物質（システイン，グルタチオンなど）．

L ヒト絨毛性ゴナドトロピン (hCG), 妊娠反応

学習の目標
- 胎盤ホルモン
- 妊娠反応

ヒト絨毛性ゴナドトロピン (hCG)

①胎盤より分泌される．
②hCG は α，β の 2 つのサブユニットからなる分子量 38,000 の蛋白質．α サブユニットは LH，FSH，TSH などと共通の構造をもち，β サブユニットは特異的な特性をもつ．
③hCG は受精後 9〜11 日後に血清，その 1〜2 日後に尿で検出可能．正常妊娠ではその後急激に上昇し，受精後約 10 週でピークとなる．
④OTC 検査薬として販売されている．

測定法

①hCG に特異的な 2 種類の抗体（抗 β-hCG モノクローナル抗体，抗 hTSH モノクローナル抗体）によるサンドイッチ法とクロマトグラフィを組み合わせたイムノクロマトグラフィ法．
②検出感度：25 IU/L（25 mIU/mL）．

臨床的意義

①hCG 高値：妊娠の早期診断，絨毛性疾患（胞状奇胎，絨毛がん），卵巣腫瘍の一部，異所性 hCG 産生腫瘍など．
②hCG 低値：切迫流産，子宮外妊娠，子宮内胎児発育不全など．
③不妊治療で hCG を投与している場合も陽性．

M 薬物・毒物・代謝産物

学習の目標
- [ ] 乱用薬物スクリーニング検査

 乱用薬物スクリーニング検査

薬物の乱用とは,医薬品を医療目的以外に使用すること,または医療目的でない薬物を不正に使用すること.麻薬,覚醒剤,大麻や向精神薬などがある.

 測定法

①現在,国内で薬事承認されているのは,トライエージ DOA(シスメックス社)のみ.
②原理:競合的結合免疫測定とクロマトグラフィを組み合わせたもの.
③トライエージ DOA 検出項目(8種類):フェンシクリジン類(幻覚剤),ベンゾジアゼピン類(催眠・鎮静薬),コカイン系麻薬,覚醒剤(メタンフェタミン系,アンフェタミン系など),大麻,モルヒネ系麻薬,バルビツール酸類(催眠・鎮静薬),三環系抗うつ剤.

セルフ・チェック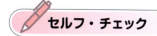

A 次の文章で正しいものに○，誤っているものに×をつけよ．

	○	×
1. ポルフィリン体はヘム合成の中間代謝物である．	☐	☐
2. ポルフィリン尿は放置するとブドウ酒様色調を示す．	☐	☐
3. フェニルケトン尿症は常染色体優性（顕性）遺伝病である．	☐	☐
4. フェニルケトン尿症患者はチロシンが合成できない．	☐	☐
5. アルカプトン尿にはホモゲンチジン酸が含まれる．	☐	☐
6. アルカプトン尿を放置するとブドウ酒様色調を示す．	☐	☐
7. 5-ヒドロキシインドール酢酸はカテコールアミンの代謝産物である．	☐	☐
8. カルチノイド腫瘍では尿中 5-HIAA 濃度が増加する．	☐	☐
9. 5-HIAA 測定時，バナナの摂取は偽陽性となる．	☐	☐
10. 5-HIAA 測定用の蓄尿時は尿をアルカリ性にする．	☐	☐
11. バニリルマンデル酸（VMA）はセロトニンの代謝産物である．	☐	☐
12. 褐色細胞腫では尿中 VMA 濃度が増加する．	☐	☐
13. VMA 測定用の蓄尿時は尿に塩酸を添加する．	☐	☐
14. 進行した悪性黒色腫ではメラノゲンが尿中に排泄される．	☐	☐
15. インジカンはインドキシルがグルクロン酸抱合されたものである．	☐	☐
16. 尿インジカンは腸閉塞で増加する．	☐	☐
17. フィラリア症では乳び尿が検出される．	☐	☐
18. 亜硝酸塩は健常者尿に存在する．	☐	☐

A 1-○，2-○，3-×〔劣性（潜性）〕，4-○，5-○，6-×（表層から黒変する），7-×（セロトニンの代謝産物），8-○，9-○，10-×（酸性），11-×（カテコールアミンの代謝産物），12-○，13-○，14-○，15-×（硫酸抱合），16-○，17-○，18-×（硝酸塩）

19. 亜硝酸塩測定に用いる尿検体は膀胱内に最低4時間の貯留が必要である. □ □
20. 試験紙法による亜硝酸塩測定はアスコルビン酸摂取で偽陰性となる. □ □
21. 白血球測定には白血球のペルオキシダーゼ活性を用いる. □ □
22. アスコルビン酸は還元性が強い. □ □
23. ヒト絨毛性ゴナドトロピン（hCG）は胎盤より分泌される. □ □
24. hCG は胞状奇胎で陽性になる. □ □
25. 尿中の覚醒剤は抗原抗体反応で検出可能である. □ □

B

1. 尿中物質と疾患の組合せで正しいのはどれか. 2つ選べ.
   - □ ① バニリルマンデル酸————————褐色細胞腫
   - □ ② アルカプトン————————発作性夜間ヘモグロビン尿症
   - □ ③ フェニルケトン体————————神経芽腫
   - □ ④ ポルフィリン体————————悪性黒色腫
   - □ ⑤ 5-ヒドロキシインドール酢酸——カルチノイド腫瘍

2. 尿試験紙法の項目でアスコルビン酸の服用により偽陰性を示すのはどれか. 2つ選べ.
   - □ ① 蛋　白
   - □ ② ブドウ糖
   - □ ③ ケトン体
   - □ ④ 潜血反応
   - □ ⑤ 白血球反応

A 19-○, 20-○, 21-×（エステラーゼ活性）, 22-○, 23-○, 24-○, 25-○
B 1-①と⑤（②アルカプトンとはホモゲンチジン酸のこと. アルカプトン尿症で尿中に増加, ③フェニルケトン尿症, ④ポルフィリン体はヘム合成過程の中間代謝産物であり, ポルフィリン症, 鉛中毒, 肝疾患, 悪性貧血などで尿中に増加), 2-②と④（尿試験紙法では, アスコルビン酸により, ブドウ糖, 潜血, ビリルビン, 亜硝酸塩が偽陰性）

3. 尿中 hCG の検査で誤っているのはどれか.
   - □ ① 妊娠6週は陽性である.
   - □ ② 胞状奇胎では陰性になる.
   - □ ③ 絨毛性悪性腫瘍では陽性になる.
   - □ ④ OTC 検査薬として市販されている.
   - □ ⑤ 抗 β-hCG モノクローナル抗体を用いる.

4. 尿中成分と疾患・病態の組合せで誤っているのはどれか.
   - □ ① 亜硝酸塩————————————急性糸球体腎炎
   - □ ② 脂　肪—————————————フィラリア症
   - □ ③ インジカン————————————腸閉塞
   - □ ④ ホモゲンチジン酸————————アルカプトン尿症
   - □ ⑤ 5-ヒドロキシインドール酢酸——ポルフィリン症

5. 尿の一般検査薬（OTC 検査薬）はどれか. 2つ選べ.
   - □ ① ブドウ糖定性試験紙
   - □ ② ケトン体定性試験紙
   - □ ③ 潜血反応試験紙
   - □ ④ 妊娠検査薬
   - □ ⑤ ドーピング検査薬

6. 免疫学的測定が用いられる尿検査項目はどれか. 2つ選べ.
   - □ ① バニリルマンデル酸（VMA）
   - □ ② 5-ヒドロキシインドール酢酸（5-HIAA）
   - □ ③ インジカン
   - □ ④ hCG
   - □ ⑤ メタンフェタミン系覚醒剤

B 3-②（胞状奇胎は陽性，切迫流産，子宮外妊娠，子宮内胎児発育不全などは陰性），4-⑤（5-ヒドロキシインドール酢酸はカルチノイド腫瘍で，ポルフィリン体はポルフィリン症で尿中に検出される），5-①と④（その他に蛋白定性試験紙，尿黄体形成ホルモン検査薬が OTC 検査薬），6-④と⑤（①，②，③化学的方法が用いられ，①VMA はジアゾカップリング反応，②5-HIAA はエールリッヒのアルデヒド反応，③インジカンはヤッフェ法などで検出）

9 尿検査 尿沈渣検査

A 標本作製法

> **学習の目標**
> - ☐ 中間尿
> - ☐ 遠心沈殿法
> - ☐ 懸垂型遠心器

方法

1．採尿法
①中間尿が適している．
②早朝第1尿：有形成分の保存がよい．

2．遠心沈殿法〔日本臨床検査標準協議会（JCCLS）の方法〕
①遠心管：10 mL および 0.2 mL に正確な目盛りの付いたスピッツ型遠心管．材質は，ポリアクリルスチレン製．
②尿量：10 mL（検体は均等になるよう十分に混和する）．
③遠心器：懸垂型遠心器（スウィング型）．
④遠心条件：遠心力 500 g，遠心時間 5 分間．
⑤沈渣量：0.2 mL．

3．標本の準備
①スライドガラスへの積載量：スライドガラスは 75×26 mm．沈渣を均等に混和し，15 μL 滴下．
②カバーガラスの載せ方：カバーガラスは 18×18 mm．カバーガラスは真上から載せる．

B 染色法

学習の目標

- Sternheimer 染色
- Sudan III 染色
- Prescott-Brodie 染色
- ペルオキシダーゼ染色
- Berlin blue 染色

無染色での鏡検が原則であるが，尿沈渣成分の確認や同定に際し，必要な場合は染色法を用いる．

Sternheimer 染色

核成分が明瞭に染め出され，各種細胞成分の鑑別や異形細胞の観察に適している．

1．染色液

A 液：2％アルシアンブルー 8GS 水溶液．
B 液：1.5％ピロニン B 水溶液．
A 液と B 液を濾過後，2：1 の割合に混合する．鏡検時，沈渣に 1 滴加えて混合．

2．染色結果

①赤血球：無染または桃～赤紫色．
②白血球：生細胞は染まりにくいが，核は青色，細胞質は桃～赤紫色．
③上皮細胞類：核は青色，細胞質は桃～赤紫色．
④円柱類：硝子円柱は青色，顆粒円柱とろう様円柱は赤紫色，赤血球円柱は青い基質に赤血球が赤色．

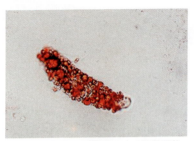

図 9-1　Sudan Ⅲ 染色による脂肪円柱

Sudan Ⅲ 染色

卵円形脂肪体など脂肪顆粒を有する細胞の脂肪を証明（図 9-1）.

1．染色液

Sudan Ⅲ　　　　　　1～2 g
70％エタノール　　　100 mL

染色液を沈渣に 2～3 滴加え，15～60 分染色.

2．染色結果

①コレステロールエステル，脂肪酸：黄赤色.
②中性脂肪：赤色.
③コレステロール：黄赤橙色.
④リン脂質，糖脂質：淡赤色.

Prescott-Brodie 染色

2,7-ジアミノフルオレンを色原体としたペルオキシダーゼ染色．白血球（顆粒球系）と上皮細胞，白血球円柱と上皮円柱の鑑別に用いる．

1．染色液

A 液：2,7-ジアミノフルオレン　　300 mg
　　　フロキシン B　　　　　　　130 mg
　　　95％エチルアルコール　　　 70 mL
B 液：酢酸ナトリウム・3H_2O　　11 g
　　　0.5％酢酸　　　　　　　　　20 mL
C 液：3％過酸化水素水　　　　　　1 mL

A～C 液を混合する．新鮮尿の沈渣に 5～10 滴加え，染色．

2．染色結果

ペルオキシダーゼ反応陽性である白血球（顆粒球系）は青〜青黒色に染まり，陰性の細胞（上皮細胞など）は赤色に染まる．

4 Berlin blue 染色

ヘモジデリン顆粒の証明に用いる．

1．染色液

A 液：フェロシアン化カリウム　　2 g
　　　蒸留水　　　　　　　　　　100 mL
B 液：濃塩酸　　　　　　　　　　1 mL
　　　蒸留水　　　　　　　　　　100 mL

A，B 液を使用直前に混合する．

沈渣 0.2 mL に染色液 10 mL を加え，10 分以上染色，遠心後，沈渣成分を鏡検する．

2．染色結果

ヘモジデリン顆粒は青色に染まる．

3．ヘモジデリン顆粒

①ヘモグロビンに由来する鉄を含む黄褐色の誘導体．
②発作性夜間ヘモグロビン尿症，急性溶血性貧血，バンチ病，不適合輸血，大量輸血後にみられる．

C　鏡検法

学習の目標
- 弱拡大
- 強拡大

1．顕微鏡

接眼レンズの視野数が 20（400 倍視野面積が 0.196 mm^2）のものを用いる．

2．鏡検法

弱拡大で全視野（whole field：WF）を観察後，強拡大にする．

(1) 弱拡大（low power field：LPF，100倍）
　①標本内に有形成分が均等に分布していることを確認．
　②均等に分布していない場合は標本を再作製するか，やむをえない場合は平均値が出るように全視野について鏡検する．
　③カバーガラスの周辺部には沈渣成分が集まりやすいため注意する．
　④弱拡大ではコンデンサを下げ，開口絞りを絞り，硝子円柱や細胞集塊などを見落とさないように注意する．
(2) 強拡大（high power field：HPF，400倍）
　20〜30視野を鏡検することが望ましいが，最低10視野観察する．

D　尿中有形成分

学習の目標

- [ ] 赤血球
- [ ] 非糸球体型赤血球
- [ ] 糸球体型赤血球
- [ ] 輝細胞
- [ ] 尿細管上皮細胞
- [ ] 扁平上皮細胞
- [ ] 卵円形脂肪体
- [ ] 円柱
- [ ] シュウ酸カルシウム結晶
- [ ] 尿酸結晶
- [ ] シスチン結晶
- [ ] コレステロール結晶

1　非上皮細胞類

血球類

1．赤血球（red blood cells：RBC）

大きさは6〜8μmで，淡黄色調を呈し，核がなく中央がくぼんだ円盤状．酵母様真菌との誤認に注意する．

①非糸球体型赤血球（均一赤血球：isomorphic RBC）（図9-2）
・尿路（腎杯，腎盂，尿管，膀胱，尿道）から出血している場合．
・尿の性状（pH，比重）により形態が変化する．
　膨化：低比重尿（1.010以下），アルカリ尿．
　萎縮（金平糖状を含む）：高比重尿（1.030以上）．

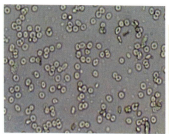 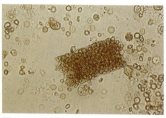

図 9-2 非糸球体型赤血球　　図 9-3 糸球体型赤血球（周囲），赤血球円柱（中心）

②糸球体型赤血球（変形赤血球：dysmorphic RBC）（図 9-3）
- 赤血球が糸球体基底膜を通過する際に機械的損傷を受けたり，尿細管を通過する際に急激な浸透圧変化を受けたりしたため形態が変形したもの．均一赤血球と異なり，ドーナツ状，有棘状など多彩な形態を示し，大きさも大小不同を呈する．

2．白血球（white blood cells：WBC）

大きさは 10〜15μm で，明瞭な核を有する．大部分は好中球である．

①好中球
- Sternheimer 染色および Sternheimer-Malbin 染色により，濃染細胞（dark cells），淡染細胞（pale cells），輝細胞（glitter cells）の 3 つに分類．
- 輝細胞は低比重尿中で細胞が膨化し，細胞質内顆粒がブラウン運動して輝いてみえる．

②好酸球
③リンパ球
④単球

大食細胞（マクロファージ）

組織球や単球系の貪食能を有する細胞．大きさ 15〜100μm．腎・尿路系各組織の感染性疾患，組織崩壊亢進で認められる．

非上皮細胞類の臨床的意義

1．赤血球
① 健常者：4個以下/HPF．
② 5個以上/HPF は血尿，潜血反応で陽性となる．この程度の血尿を顕微鏡的血尿という．
③ 非糸球体型赤血球：腎・尿路系のがん，膀胱がん，腎盂腎炎，膀胱炎，尿道炎，尿路結石，前立腺肥大．
④ 糸球体型赤血球：急性糸球体腎炎，IgA 腎症，ループス腎炎．

2．白血球
① 好中球：健常者：4個以下/HPF．
② 好中球の増加：腎・尿路系感染症や炎症性疾患の場合，輝細胞，淡染細胞を主体として認められる．
③ 好酸球の増加：アレルギー性膀胱炎，間質性腎炎，尿路結石．
④ リンパ球の増加：腎移植後の拒絶反応時，腎結核の乳び尿出現時．
⑤ 単球の増加：糸球体腎炎，ネフローゼ症候群，抗がん薬治療中．

 上皮細胞類と異型細胞類

基本的上皮細胞類

1．尿細管上皮細胞
近位尿細管，ヘンレの係蹄，遠位尿細管，集合管，腎乳頭までの内腔に由来する．
基本型：鋸歯型，棘突起・アメーバ偽足型，角柱・角錐台型．
特殊型：円形・類円形型，オタマジャクシ・ヘビ型，洋梨・紡錘型，顆粒円柱・空胞変性円柱型．

2．尿路上皮細胞（移行上皮細胞）
腎杯・腎盂から，尿管，膀胱，尿道の一部（前立腺部）までの上皮に由来．

3．円柱上皮細胞
尿道円柱上皮細胞，前立腺上皮細胞，精嚢上皮細胞，子宮頸部上皮細胞，子宮内膜上皮細胞，腸上皮細胞．

4．扁平上皮細胞
外尿道口付近の粘膜由来．女性では，外陰部，腟部からの扁平上皮

変性細胞類・ウイルス感染細胞類

1．卵円形脂肪体

大きさ 10～40μm，脂肪顆粒を含有する細胞で，尿細管上皮細胞由来と大食細胞由来がある．両者とも卵円形脂肪体とする．ネフローゼ症候群で高率に出現する．脂肪顆粒の証明は，Sudan Ⅲ染色と偏光顕微鏡下での観察により行う．偏光顕微鏡下でコレステロールエステル，リン脂質，糖脂質は，特有の重屈折性脂肪体（Maltese cross）を認める．

2．細胞質内封入体細胞
3．核内封入体細胞

ヘルペスウイルス感染細胞，サイトメガロウイルス感染細胞．

4．その他のウイルス感染細胞

ヒトポリオーマウイルス感染細胞，ヒトパピローマウイルス感染細胞．

異形細胞類

1．上皮性悪性細胞類

尿路上皮（移行上皮）がん細胞，腺がん細胞，扁平上皮がん細胞，小細胞がん細胞，その他（未分化がん細胞，絨毛がん細胞，カルチノイド細胞など）．

2．非上皮性悪性細胞類

悪性リンパ腫細胞，白血病細胞，その他（悪性黒色腫細胞，平滑筋肉腫細胞，線維肉腫細胞）．

上皮細胞類の臨床的意義

①生理的にも認められるが，集塊状の構造や数が多い場合は意義あり．
②扁平上皮細胞：感染による尿道炎，尿路結石，カテーテル挿入による機械的損傷．
③尿路上皮細胞：腎盂から尿道までの炎症，結石症，カテーテル挿入による機械的損傷．
④尿細管上皮細胞：糸球体腎炎，ネフローゼ症候群．
⑤卵円形脂肪体：重度のネフローゼ症候群．

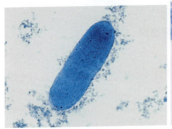
図9-4 硝子円柱
(Sternheimer 染色)

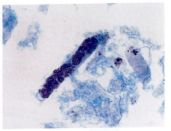
図9-5 上皮円柱
(Sternheimer 染色)
(国際医療福祉大学・宿谷賢一氏)

⑥細胞質内封入体細胞：ウイルス感染（麻疹，風疹，流行性耳下腺炎，インフルエンザなど），他の疾患（膀胱炎，腎盂腎炎，膀胱がんなど）．

3 円柱類

円柱は，尿流圧の減少，浸透圧の上昇，アルブミン濃度の上昇，pH の低下により，遠位尿細管から下部尿細管で分泌される Tamm-Horsfall ムコ蛋白とアルブミンが尿細管腔内でゲル化して鋳造された成分である．

1．硝子円柱（図9-4）

基質内に赤血球，白血球，上皮細胞，脂肪顆粒が3個未満のもの．健常者でもみられる．

2．上皮円柱（図9-5）

円柱に尿細管上皮細胞を3個以上含むか付着したもの．

3．顆粒円柱

円柱の基質に顆粒成分が1/3以上入っているもの（1/3未満は硝子円柱に分類）．

4．ろう様円柱

細胞成分の変性が進み，顆粒からろう様に変化したもの．重篤な腎疾患で認められる．さらに，拡張した尿細管や尿細管上皮細胞の剥離によって太くなった管腔で円柱が形成されると幅広円柱になる．幅広円柱は重症腎疾患，腎不全による長期閉塞を示唆する．

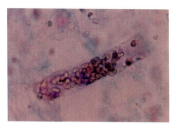

図 9-6　赤血球円柱
（Sternheimer 染色）

5．脂肪円柱

脂肪顆粒を 3 個以上か卵円形脂肪体を 1 個以上含む円柱．ネフローゼ症候群や高蛋白尿を伴う腎炎で高率に認められる．

6．赤血球円柱（図 9-6）

円柱内に赤血球を 3 個以上含むもの．ネフロンより出血していることを意味する．背景には糸球体型赤血球を認める場合が多い．急性糸球体腎炎，膜性増殖性腎炎，IgA 腎症などにより腎出血を伴う場合である．

7．白血球円柱

円柱内に白血球を 3 個以上含むもの．ネフロンに感染などによる炎症があることを意味する．急性糸球体腎炎，腎盂腎炎の活動期には，好中球主体の白血球円柱がみられ，慢性の腎炎ではリンパ球や単球を含んだ白血球円柱が認められる．

8．その他の円柱

空胞変性円柱，塩類・結晶円柱，大食細胞円柱，フィブリン円柱，ヘモグロビン円柱，ヘモジデリン円柱，ミオグロビン円柱，Bence-Jones 蛋白円柱，アミロイド円柱，血小板円柱．

塩類・結晶類

1．塩類

無晶性リン酸塩（リン酸塩），無晶性尿酸塩（尿酸塩）など．

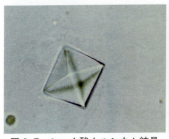
図9-7 シュウ酸カルシウム結晶

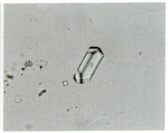
図9-8 リン酸アンモニウムマグネシウム結晶

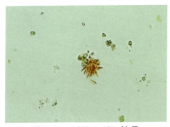
図9-9 ビリルビン結晶

2. 通常結晶類
①シュウ酸カルシウム結晶：正八面体，ビスケット状（図9-7）．
②リン酸カルシウム結晶：板状，束柱状．
③リン酸アンモニウムマグネシウム結晶：西洋棺蓋状（図9-8）．
④尿酸結晶：黄褐色の砥石状，菱形．

3. 異常結晶類
①ビリルビン結晶：黄褐色の針状（図9-9）．
②シスチン結晶：六角板状．
③コレステロール結晶：一角が欠けている方形板状．
④2,8-ジヒドロキシアデニン（DHA）結晶：菊花状，バナナチップ状．

4. 薬物結晶類：スルファメトキサゾール，トリメトプリムなど．

セルフ・チェック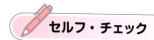

A 次の文章で正しいものに○，誤っているものに×をつけよ．

	○	×
1. 尿沈渣検査には中間尿が適している．	□	□
2. 遠心沈殿法では懸垂型遠心器を用いて遠心する．	□	□
3. 遠心条件は 500g，10 分である．	□	□
4. Sternheimer 染色をすると細胞の核は赤く染まる．	□	□
5. Sudan III 染色は脂肪の証明に用いる．	□	□
6. Prescott-Brodie 染色は白血球と上皮細胞の鑑別に用いる．	□	□
7. Prescott-Brodie 染色はペルオキシダーゼ反応を利用した染色法である．	□	□
8. Berlin blue 染色はヘモジデリン顆粒の証明に用いる．	□	□
9. 鏡検時の強拡大（HPF）の倍率は 100 倍である．	□	□
10. 尿沈渣赤血球 5 個/HPF は正常である．	□	□
11. 腎がんでは糸球体型赤血球を認める．	□	□
12. IgA 腎症では糸球体型赤血球を認める．	□	□
13. 卵円形脂肪体は偏光顕微鏡下で Maltese cross を認める．	□	□
14. 円柱は近位尿細管内腔で形成される．	□	□
15. 円柱の基質に顆粒成分が 1/4 入ったものは顆粒円柱に分類する．	□	□
16. 硝子円柱は健常者でも認めることがある．	□	□
17. ろう様円柱は健常者でも認めることがある．	□	□
18. 赤血球円柱に含まれる赤血球は非糸球体型赤血球である．	□	□
19. シュウ酸カルシウム結晶は板状である．	□	□
20. 尿酸結晶は無色である．	□	□
21. コレステロール結晶は健常者にも認められる．	□	□

A 1-○，2-○，3-×（500g，5 分），4-×（核は青，細胞質は赤），5-○，6-○，7-○，8-○，9-×（400 倍），10-×（4 個以下/HPF），11-×（非糸球体型赤血球），12-○，13-○，14-×（遠位尿細管内腔），15-×（硝子円柱に分類．顆粒円柱は顆粒成分が 1/3 以上入ったもの），16-○，17-×（認めない），18-×（糸球体型赤血球），19-×（正八面体），20-×（黄褐色），21-×（認めない）

B

1. 尿沈渣中の結晶で着色がみられるのはどれか．
   - □ ① シスチン結晶
   - □ ② コレステロール結晶
   - □ ③ 尿酸アンモニウム結晶
   - □ ④ シュウ酸カルシウム結晶
   - □ ⑤ リン酸アンモニウムマグネシウム結晶

2. 非糸球体型赤血球が認められた場合に考えられる疾患はどれか．2つ選べ．
   - □ ① 腎がん
   - □ ② 尿管結石
   - □ ③ 糖尿病性腎症
   - □ ④ 慢性糸球体腎炎
   - □ ⑤ 全身性エリテマトーデス（SLE）

3. 尿沈渣にみられる結晶のうち病的成分はどれか．
   - □ ① 尿酸結晶
   - □ ② シスチン結晶
   - □ ③ リン酸アンモニウムマグネシウム結晶
   - □ ④ リン酸カルシウム結晶
   - □ ⑤ シュウ酸カルシウム結晶

4. 尿沈渣赤血球で誤っているのはどれか．
   - □ ① 低比重尿では金平糖状を示す．
   - □ ② 400倍視野顕微鏡検下で10視野1個は基準範囲内である．
   - □ ③ 変形赤血球は糸球体病変で認められる．
   - □ ④ 個数と尿潜血反応とは正の相関性を示す．
   - □ ⑤ 誤認しやすい成分に酵母様真菌がある．

B　1–③（尿酸結晶は黄褐色），2–①と②，3–②，4–①（低比重尿では膨化）

次の文により 5, 6 の問いに答えよ.
尿沈渣標本の写真を示す.

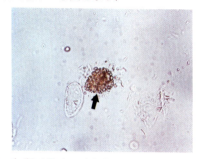

5. 矢印で示すのはどれか.
   - ① 移行上皮細胞
   - ② 変形赤血球
   - ③ 卵円形脂肪体
   - ④ ビリルビン結晶
   - ⑤ シュウ酸カルシウム結晶

6. この患者でみられる検査所見はどれか. 2つ選べ.
   - ① 末梢血白血球数　18,000/μL
   - ② 血清アルブミン　2.1 g/dL
   - ③ 血清総ビリルビン　3.5 mg/dL
   - ④ 血清 LDL-コレステロール　180 mg/dL
   - ⑤ 血清 CRP　9.8 mg/dL

5—③, 6—②と④〔卵円形脂肪体がみられることより, ネフローゼ症候群が疑われる. 診断基準は, 3.5 g/日以上の尿蛋白の継続, 血清アルブミン量が 3.0 g/dL 以下, 血清総蛋白が 6.0 g/dL 以下, 浮腫, 脂質異常症(高 LDL-コレステロール血症)〕

7. 5歳の男児．浮腫を主訴に来院した．2週間前に感冒様の症状があった．高血圧が認められる．この患者の尿沈渣標本（Sternheimer 染色，強拡大）の写真を示す．
この患者の検査所見で上昇するのはどれか．

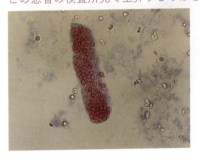

- □ ① ASO 価
- □ ② HbA1c 値
- □ ③ 血清 IgA 値
- □ ④ 抗 DNA 抗体価
- □ ⑤ 血清 LDL-コレステロール値

7-① （赤血球円柱が認められ，症状より溶連菌感染による急性糸球体腎炎が考えられる．したがって，ASO 価の上昇が考えられる）

8. 強拡大の尿沈渣標本の写真を示す．
   矢印の構造物について正しいのはどれか．**2つ選べ**．

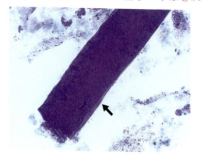

- ① シュウ酸カルシウム結晶である．
- ② 顆粒円柱である．
- ③ 高度の腎障害で認められる．
- ④ 激しい運動後に認められる．
- ⑤ 尿細管腔で形成される．

8-③と⑤（写真はろう様円柱．円柱は尿細管腔で形成され，尿細管腔での滞在時間が短いと細胞成分を含んだ円柱となるが，重度の腎障害で長い時間置かれると細胞部分が変性し，顆粒円柱からろう様円柱へ変化する）

10 尿検査 自動分析装置

A 尿自動分析装置

　尿自動分析装置は尿定性検査の自動分析装置であり，半自動型と全自動型に大別される．
①半自動型：尿試験紙に尿検体を反応させる工程は用手法で行い，尿試験紙の呈色反応を機器で判別する．
②全自動型：尿検体のサンプリングから分析まですべて機器で行う．

B 尿中有形成分分析装置

　尿沈渣（尿中有形成分）の自動分析法は，フローサイトメトリ法と画像処理方式に大別される．

11 尿検査 腎機能検査

A クリアランス

学習の目標
- [ ] クリアランス
- [ ] クレアチニン
- [ ] シスタチンC
- [ ] イヌリン

1 クリアランス

①腎臓の排泄機能を評価するもの．
②単位時間あたりに尿中に排泄されたある物質量をその物質の血漿中の濃度で割った値．
③単位時間で排泄されたある物質を排出するのに必要な血漿量．

1．クリアランス測定に用いる物質
①クレアチニン：内因性物質．食事の影響が少なく，糸球体で濾過され尿細管でほとんど再吸収されない．糸球体濾過量（glomerular filtration rate：GFR）を反映する．
②シスタチンC：内因性物質．塩基性低分子蛋白質であり，糸球体で濾過され近位尿細管で再吸収される．GFRを反映する．クレアチニンと比較して性差，年齢，筋肉量による個体差が少ない．
③パラアミノ馬尿酸：1回静注．腎血漿流量（renal plasma flow：RPF）を表す．糸球体で濾過され，90％が尿中に排泄される．
④イヌリン：1回静注．GFR測定の標準法．糸球体で濾過され，ほとんどが再吸収されず尿中に排泄される．

2．クレアチニンクリアランス測定法
①操作：水を300〜500 mL摂取→約60分後に排尿→30分後に採血→30分後に採尿を行い，血清と尿のクレアチニン濃度を測定する．

②計算:クレアチニンクリアランス[mL/分]

$$= \frac{尿中クレアチニン[mg/dL] \times 尿量[mL/分]}{血清クレアチニン[mg/dL]} \times \frac{1.73}{体表面積[m^2]}$$

③基準値:男性90〜120 mL/分,女性80〜110 mL/分.

B 推算糸球体濾過量(eGFR)

学習の目標
☐ 推算糸球体濾過量(eGFR)

1 推算糸球体濾過量(estimated glomerular filtration rate:eGFR)

①尿細管での再吸収,分泌をまったく受けない物質(イヌリンなど)を用いると糸球体濾過量が計算できる.
②臨床の場では内因性物質(クレアチニン)の血清濃度を用いて糸球体濾過量を推算している.
③塩基性低分子蛋白質であるシスタチンCも糸球体濾過量の推算に用いられる.

(1) 血清クレアチニン(Cr)濃度[mg/dL]を用いる計算:eGFRcreat

男性:eGFRcreat[mL/分/1.73 m²]
$$= 194 \times Cr^{-1.094} \times 年齢^{-0.287}$$

女性:eGFRcreat[mL/分/1.73 m²]
$$= 194 \times Cr^{-1.094} \times 年齢^{-0.287} \times 0.739$$

注:酵素法で測定されたCr値(少数点以下2桁表記)を用いる.

(2) 血清シスタチンC(Cys-C)濃度[mg/dL]を用いる計算:eGFRcys

男性:eGFRcys[mL/分/1.73 m²]
$$= (104 \times Cys\text{-}C^{-1.019} \times 0.996^{年齢}) - 8$$

女性:eGFRcys[mL/分/1.73 m²]
$$= (104 \times Cys\text{-}C^{-1.019} \times 0.996^{年齢} \times 0.929) - 8$$

注:国際的な標準物質(ERM-DA471/IFCC)に基づく測定値を用いる.

表 11-1 CKD 重症度分類

原疾患	蛋白尿区分		A1	A2	A3
糖尿病	尿アルブミン定量 [mg/日]		正常	微量 アルブミン尿	顕性 アルブミン尿
	尿アルブミン/Cr 比 [mg/gCr]		30 未満	30〜299	300 以上
高血圧 腎炎 多発性囊胞腎 移植腎 不明 その他	尿蛋白定量 [g/日]		正常	軽度蛋白尿	高度蛋白尿
	尿蛋白/Cr 比 [g/gCr]		0.15 未満	0.15〜0.49	0.50 以上
GFR 区分 [mL/分/1.73 m²]	G1	正常または高値	≧90		
	G2	正常または軽度低下	60〜89		
	G3a	軽度〜中等度低下	45〜59		
	G3b	中等度〜高度低下	30〜44		
	G4	高度低下	15〜29		
	G5	末期腎不全 (ESKD)	<15		

のステージを基準に, , , の順にステージが上昇するほどリスクは上昇する.

(KDIGO CKD guideline 2012 を日本人用に改変)
(日本腎臓学会編:CKD 診療ガイド 2012. 3. 東京医学社. 2012.)

(3) GFR の判定

GFR 測定の標準法はイヌリンクリアランスであるが,日常診療では血清 Cr 値に基づいて判定(表 11-1,GFR 区分参照).

(4) 臨床的意義

慢性腎臓病(CKD)の重症度は,原疾患(Cause),腎機能(GFR),蛋白尿・アルブミン尿(Albuminuria)に基づく CGA 分類で評価する(表 11-1).

C その他の腎機能検査

1. フィッシュバーグ濃縮試験

被検者に水分を摂取させず,脱水状態にして尿比重または浸透圧を調べる試験.遠位尿細管の再吸収能力を反映する.患者の負担が大きいため,ほかの検査に代わり行われなくなった.

2. PSP (phenol sulfonphthalein) 排泄試験

PSPはアルカリ性にすると赤色を呈する色素で，静注すると体内で代謝されず尿に排出される．PSP排泄量は主にRPFと近位尿細管排泄機能によって決まる．基準値は15分値が25〜50%であり，25%以下の場合は腎機能障害が疑われる．ほかの検査に代わり行われなくなった．

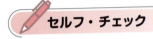
セルフ・チェック

A 次の文章で正しいものに○，誤っているものに×をつけよ．

1. クリアランスは腎臓の分泌機能を評価する．
2. クリアランス測定に内因性物質であるパラアミノ馬尿酸を用いる．
3. クリアランス測定にクレアチンを用いる．
4. クリアランス測定にシスタチンCを用いる．
5. 推算糸球体濾過量（eGFR）はクレアチニンの尿中濃度を用いて推算される．
6. 推算糸球体濾過量（eGFR）に用いるクレアチニン値の測定は酵素法で行う．
7. 推算糸球体濾過量の計算式は男女共通である．
8. 推算糸球体濾過量の計算式には年齢が必要である．

A 1-× (排泄機能), 2-× (内因性物質ではない．パラアミノ馬尿酸は静脈注射して測定), 3-× (クレアチニン), 4-○, 5-× (血清濃度), 6-○, 7-× (男女で異なる), 8-○

B

1. クリアランスの測定に**用いられない**のはどれか．
   - □ ① クレアチン
   - □ ② クレアチニン
   - □ ③ イヌリン
   - □ ④ シスタチン C
   - □ ⑤ パラアミノ馬尿酸

2. クレアチニンを用いた推算糸球体濾過量（eGFR）の計算に用いるのはどれか．2つ選べ．
   - □ ① 性　別
   - □ ② 尿　量
   - □ ③ 体表面積
   - □ ④ 血清クレアチニン値
   - □ ⑤ 尿中クレアチニン値

B 1-①（クレアチンの代謝産物であるクレアチニンが用いられる），2-①と④（男性計算式は eGFRcreat [mL/分/1.73 m^2] = 194×Cr [mg/dL]$^{-1.094}$×年齢$^{-0.287}$であり，性別によって式が異なり，女性は男性の値に 0.739 を乗ずる．年齢も必要である）

12 脳脊髄液検査

A 生成と組成

学習の目標
- [ ] リコール
- [ ] 腰椎穿刺

 基礎知識

1．脳脊髄液
① リコール，髄液とよばれる．
② 脳室，脊髄腔に存在．
③ 成人髄液量：120〜150 mL．
④ 1分間に 0.3〜0.4 mL 生成され，1日 3〜4 回入れ替わる．

2．生成
髄液は側脳室脈絡叢で産生される．髄液の生成と循環路について，図 12-1 に示す．

 検体採取法・取り扱い法

1．採取
髄液採取は医師が行う．抗凝固剤は使用しない．
① 腰椎穿刺：第 3〜4（または 4〜5）腰椎間を穿刺．
② 後頭下穿刺
③ 脳室穿刺

2．取り扱い
① 細胞学的検査はすみやかに行う．髄液中の細胞成分は採取後急速に変性する．
② 微生物学検査では，37℃保存．
③ 生化学検査，ウイルス検査では遠心上清を冷凍保存．

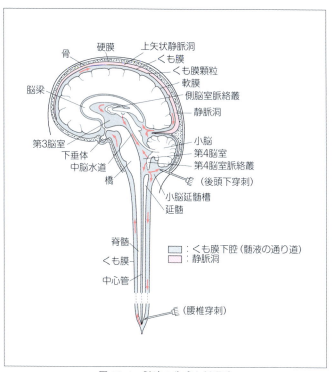

図 12-1　髄液の生成と循環路
(三村邦裕:臨床検査学講座 臨床検査総論 (三村邦裕ら著),
第 3 版, 130, 医歯薬出版, 2010.)

B 一般的性状

学習の目標
- [ ] 日光微塵
- [ ] キサントクロミー
- [ ] 圧測定

1 混濁

①正常髄液は無色透明.
②混濁：細胞や微生物が増加.
③日光微塵：軽度の細胞増加. 髄液の入ったスピッツを光にかざして軽く振りながら観察すると, 肉眼的に細胞が微細な粒子として観察される状態. 細胞増加は数百個/μL程度.

2 色調

①正常：無色透明.
②血性（赤色）：頭蓋内出血. 穿刺時の血液混入との区別が必要.
③キサントクロミー（黄色）：赤血球の破壊により生じる間接ビリルビンの色調. 出血後3～4時間で出現し, およそ1週間で色調は最も著明となり, 3～4週間続く.

3 pH・比重

①pH：弱アルカリ性（pH7.31～7.34）.
②比重：1.005～1.007.

4 圧測定

①正常液圧：70～180 mmH$_2$O（側臥位）.
②座位：200～400 mmH$_2$O.
③液圧の上昇：脳脊髄での炎症, 腫瘍, 出血.

C 化学的検査法

学習の目標
- 蛋白
- グロブリン
- グルコース
- 細菌性髄膜炎
- 結核性髄膜炎
- ウイルス性髄膜炎
- クロール

1 蛋白質

1．髄液蛋白
①蛋白濃度は血中蛋白の 1/300〜1/200．
②基準範囲：10〜30 mg/dL．
③アルブミン/グロブリン比は 8：2．
④増加する疾患：細菌性髄膜炎（化膿性髄膜炎），脳出血，くも膜下出血，硬膜下出血，Guillain-Barré 症候群など．
⑤減少する疾患：髄液漏，甲状腺機能亢進症など．

2．測定法
①ピロガロールレッド法（色素法）

3．IgG インデックス
①多発性硬化症などの脱髄疾患では，中枢神経組織内で産生された免疫グロブリン（IgG）が増加する．
②IgG インデックスは血清と髄液中の IgG とアルブミンの濃度から病態を評価するための指標．

$$\text{IgG インデックス} = \frac{\text{髄液 IgG} \times \text{血清アルブミン}}{\text{血清 IgG} \times \text{髄液アルブミン}}$$

③基準範囲：0.7 以下．それ以上は中枢神経組織内での IgG 産生亢進が疑われる．
④測定法：免疫比濁法，ネフェロメトリ法．

4．グロブリン反応

古典的方法として，パンディー（Pandy）反応，ノンネ・アペルト（Nonne-Apelt）反応があるが，真のグロブリン検査ではないため臨床的意義は低い．

グルコース

1．髄液糖
①血糖値の 60〜80％（1/2〜2/3）．
②基準範囲：50〜80 mg/dL．血糖値の影響を受ける．
③減少する疾患：細菌性髄膜炎（化膿性髄膜炎），結核性髄膜炎，真菌性髄膜炎，悪性腫瘍の髄膜浸潤など．
④変化しない疾患：ウイルス性髄膜炎（例外：ムンプスウイルスによる髄膜炎では減少）．

2．測定法
酵素法，電極法（血糖を同時に測定し両者を比較する）．

クロール

1．髄液クロール
①血中より 15〜20 mEq/L ほど高値．
②基準範囲：118〜130 mEq/L．
③髄液蛋白が上昇すると髄液クロールは減少する．
④減少する疾患：結核性髄膜炎．

酵素〔LD, CK, アデノシンデアミナーゼ（ADA）〕

1．髄液乳酸脱水素酵素（LD）
①髄膜炎や中枢神経組織の破壊で上昇．
②細菌性髄膜炎で著明に上昇．
③正常髄液 LD パターン：LD_1，LD_2，$LD_3 > LD_4$，LD_5．
④細菌性髄膜炎 LD パターン：LD_1，LD_2，$LD_3 < LD_4$，LD_5．
⑤基準範囲：30 U/L 以下．
⑥自動分析装置で血清と同様に測定．

2．髄液クレアチンキナーゼ（CK）

①髄液 CK は血清 CK と独立して変動．
②アイソザイムは，ほぼ CK-BB（脳由来）．
③脳組織の破壊により上昇：髄膜炎，脳炎，脳挫傷，脳腫瘍，脳血管障害，多発性硬化症など．
④基準範囲：6 U/L 以下．
⑤自動分析装置で血清と同様に測定．

3．髄液アデノシンデアミナーゼ（ADA）

①アデノシンデアミナーゼ：アデノシンを加水分解し，アンモニアとイノシンを生成する酵素．
②アイソザイムは ADA_1（組織由来），ADA_2（T 細胞由来）がある．
③上昇する疾患：結核性髄膜炎（ADA_2 が上昇）．
④基準範囲：4 U/L 以下．

D　細胞学的検査法

学習の目標

- [ ] Samson 液
- [ ] 単核球
- [ ] Fuchs-Rosenthal 計算板
- [ ] 多形核球

1　細胞数

1．希釈法（マイクロピペット法）

マイクロピペットを用い，Samson（サムソン）液 20 μL と髄液 180 μL（1：9）をポリプロピレン製の小試験管にとり，軽く混和後，計算板に注入する．

2．Samson 液

10％フクシンアルコール 2 mL，酢酸 30 mL，飽和フェノール 2 mL を混和し，蒸留水で 100 mL にする．

3．算定法

①Fuchs-Rosenthal（フックス・ローゼンタール）計算板（計算室の 1 辺は 4 mm）を使用．

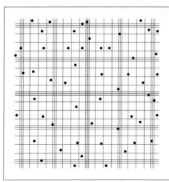

〈例題〉
図の Fuchs-Rosenthal 計算板の黒丸を有核細胞とし，1 μL 中の細胞数を算定しなさい．

〈解答〉
全区画中の細胞数は 39 個であり，1 μL 中の細胞数は，39/3＝13 となる．

図 12-2　細胞数算定の例

②Samson 液を加えた髄液を計算板に注入．
③200 倍（対物レンズ×接眼レンズ＝20×10）で鏡検し，全区画を算定．
④細胞数の報告値は整数とし，μL あたりとする（図 12-2）．
　全区画面積 16 mm^2，深さ 0.2 mm であるため，容積 3.2 μL [mm^3]．x は計算板の全区画で算定された数．

$$細胞数 [/μL] = \frac{x}{3.2} \times \frac{10}{9} ≒ \frac{x}{3}$$

⑤基準範囲：5/μL 以下（乳児以降）．
⑥末梢血が混入した場合の細胞数補正

$$x = 髄液細胞数 - \left(\frac{末梢血白血球数}{末梢血赤血球数} \times 髄液赤血球数\right)$$

細胞の種類

単核球，多形核球（多核球）に分類する．健常成人に存在するのは単核球である．

1．単核球

①リンパ球：ウイルス感染症，慢性炎症で増加．ウイルス感染症でみられるものを反応性リンパ球（異形リンパ球）という．
②単球：髄膜の炎症，くも膜下出血など髄膜への刺激で増加．
③組織球：くも膜下出血，髄液腔内出血で増加．

2．多形核球
①好中球：細菌感染症，急性炎症で増加．
②好酸球：寄生虫性髄膜炎，アレルギー反応で増加．
③好塩基球

3．赤血球

4．その他の細胞
各種病原微生物，脳組織細胞，腫瘍細胞など．

真菌性髄膜炎

　真菌性髄膜炎は，基礎疾患を有し免疫力の落ちている患者が罹患しやすい．悪性血液疾患や悪性腫瘍に対する化学療法，造血幹細胞・臓器移植術の普及，ステロイド薬をはじめ免疫抑制薬の使用，後天性免疫不全症候群の増加によって真菌性髄膜炎は増加傾向である．原因菌の一つであるクリプトコックス属の *Cryptococcus neoformans* は，感染性をもつものは莢膜を有し，鑑別には墨汁染色が用いられる．

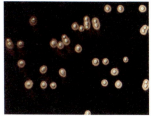

Cryptococcus neoformans（墨汁染色）

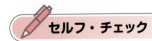

セルフ・チェック

A 次の文章で正しいものに○，誤っているものに×をつけよ．

	○	×
1. 髄液採取は医師が行う．	□	□
2. 正常髄液は水様無色透明である．	□	□
3. 日光微塵は細胞数の増加が原因である．	□	□
4. キサントクロミーは赤色の髄液をいう．	□	□
5. 髄液圧 115 mmH₂O は基準範囲内である．	□	□
6. 髄液のグルコース濃度は血糖の 120% である．	□	□
7. 細菌性髄膜炎では髄液糖濃度が減少する．	□	□
8. 髄液糖測定時には，血糖を同時測定する．	□	□
9. 髄液クロール濃度は血液より高値である．	□	□
10. 結核性髄膜炎では髄液クロール濃度が減少する．	□	□
11. 細菌性髄膜炎では髄液 LD 濃度が増加する．	□	□
12. 髄液に含まれる CK は，CK-MM である．	□	□
13. 髄液細胞数算定には，Samson 液を用いる．	□	□
14. 髄液細胞数算定時の染色液と髄液の割合は 1：9 である．	□	□
15. ウイルス性髄膜炎では多形核球が増加する．	□	□
16. 細菌性髄膜炎では多形核球が増加する．	□	□

A 1-○，2-○，3-○，4-×（黄色），5-○（基準範囲：70〜180 mmH₂O），6-×（60〜80%），7-○，8-○，9-○〔基準範囲：118〜130 mEq/L（血中より 15〜20 mEq/L ほど高値）〕，10-○，11-○，12-×（CK-BB），13-○，14-○，15-×（単核球），16-○

B

1. 髄液について正しいのはどれか．2つ選べ．
   - □ ① 側脳室脈絡叢で血漿から生成される．
   - □ ② 正常髄液のブドウ糖濃度は血漿濃度の120％である．
   - □ ③ 細胞数が増加するとキサントクロミーがみられる．
   - □ ④ 細胞数算定にはFuchs-Rosenthal計算板を用いる．
   - □ ⑤ Samson液で細胞の核は青く染まる．

2. 髄液について正しいのはどれか．2つ選べ．
   - □ ① 健常成人の髄液には少数のリンパ球が存在する．
   - □ ② 日光微塵は細胞が溶解すると認められる．
   - □ ③ キサントクロミーは古い出血を意味する．
   - □ ④ 化膿性髄膜炎では総蛋白量が減少する．
   - □ ⑤ 正常髄液中の蛋白質はグロブリンが主成分である．

3. 成人の腰椎穿刺による脳脊髄液検査で異常所見はどれか．2つ選べ．
   - □ ① 髄液圧　120 mmH$_2$O
   - □ ② 外観　淡黄色
   - □ ③ 糖　70 mg/dL
   - □ ④ 蛋白　65 mg/dL
   - □ ⑤ クロール　123 mEq/L

4. 肺炎球菌による髄膜炎の髄液検査所見でみられるのはどれか．
   - □ ① 髄液圧　80 mmH$_2$O
   - □ ② 外観　黄色透明
   - □ ③ 糖　20 mg/dL
   - □ ④ 蛋白　30 mg/dL
   - □ ⑤ クロール　130 mEq/L

B 1-①と④〔②血漿濃度の60～80％（1/2～2/3）で，基準範囲は50～80 mg/dL，③細胞数が増加すると日光微塵，キサントクロミーは古い出血，⑤Samson液はフクシンを含むので赤く染まる〕，2-①と③（②細胞が増加した状態，④総蛋白量は増加する，⑤アルブミンが主成分），3-②と④（②正常は無色透明，④基準範囲は10～30 mg/dL），4-③（肺炎球菌による髄膜炎は，糖が著しく減少，髄液圧増加，多形核球増加，蛋白増加，クロール減少）

5. Fuchs-Rosenthal 計算板による髄液細胞数算定について正しいのはどれか. **2つ選べ**.
   - ① 計算板の容積は縦4 mm×横4 mm×深さ0.1 mmである.
   - ② 希釈液はハイエム（Hayem）液である.
   - ③ 細胞は融解しやすいので, 採取後5時間以内に検査する.
   - ④ マイクロピペットを用いて髄液を10/9倍に希釈する.
   - ⑤ 1 μL中の細胞数はx/3個（xは計算板の全区画で算定された数）である.

6. Fuchs-Rosenthal 計算板による脳脊髄液中細胞数の顕微鏡像を示す.
   黒丸を有核細胞として算定した1 μL中の細胞数はどれか.
   - ① 10
   - ② 12
   - ③ 30
   - ④ 36
   - ⑤ 41

5—④と⑤（①深さ0.2 mm, ②Samson液, ③1時間以内）, 6—①（Fuchs-Rosenthal 計算板は3本線に囲まれた全16区画内の細胞数を算定するが, 三本線の中心線を境界線とみる. 図より細胞数は30個であるので, 算定数（30個）÷3＝10）

13 糞便検査

A 生成と組成

学習の目標
- □ 糞便の成分
- □ 赤痢アメーバ

成分

食物は消化管を通り大腸に達し，粥状の腸内容物は結腸において水分が吸収され，固形の糞便が形成される．

1．健常者
① 食物残渣，水分
② 消化液：胆汁，膵液，腸液など．
③ 食物分解産物：乳酸，二酸化炭素，インドール，スカトール，アンモニア．
④ 腸内細菌
⑤ 脱落した腸上皮細胞

2．病的な場合
粘液，血液，膿，寄生虫卵，病原菌など．

検体採取法・取り扱い法

1．採取
① 便潜血反応：免疫学的検査法は食事制限不要．便の表面からまんべんなく採取することが望ましい．
② 微生物検査：自然排便を滅菌容器に採取する．
③ 寄生虫検査：赤痢アメーバの栄養型検出目的の場合は，粘血部分を採取する．

2．取り扱い
① 赤痢アメーバの栄養型検出目的の場合は，30〜37℃に保温し，すみやかに検査する．

B 一般的性状

学習の目標
- □ 黒色便
- □ 灰白色便

形状

① 固形便，有形軟便，泥状便，水様便．
② 兎糞状便：乾燥して小さな塊として排出されたもの．
③ 鉛筆状便：直腸にがんや腫瘍がある場合．
④ 米のとぎ汁様便：コレラ．
⑤ 膿粘血便：赤痢．
⑥ 粘血便：カンピロバクター腸炎．
⑦ イチゴゼリー状の粘血便：赤痢アメーバ感染．
⑧ 白色下痢便：ロタウイルス感染．
⑨ 脂肪便：慢性膵炎．

色調

① 健常者：淡褐色から黄褐色（ウロビリン，ステルコビリンの色）．
② 暗褐色：放置便．
③ 黄〜黄褐色：激しい下痢（ビリルビンが十分還元されないため）．
④ 黒色：上部消化管出血（タール便），鉄剤投与時．
⑤ 鮮紅色：下部消化管出血，肛門部出血（痔を含む）の場合は，便の外表に鮮血が付着．
⑥ 緑色：酸性便（ビリルビンがビリベルジンになる）．
⑦ 灰白色：閉塞性黄疸，バリウム投与時．

3 臭気

①トリプトファン由来のインドールやスカトールの臭気．
②膵疾患，慢性腸炎，直腸の悪性腫瘍などは臭気が強い．
③糖質が異常発酵すると酢酸，酪酸を生じ，酸臭となる．

C 糞便検査法

学習の目標
□ 免疫学的便潜血反応　　□ スクリーニング検査
□ 抗ヒトヘモグロビン抗体

1 便潜血反応

1．免疫学的検査法
①ヒトヘモグロビンに対する抗体を用いる．
②食事制限は必要ない．特異性が高く，食物，薬剤による偽陽性，偽陰性反応が少ない．
③大腸がんスクリーニング検査に適する．連続的に2日間検査する．
④下部消化管出血の検出に適する．上部消化管出血の検出率は低い．
⑤凝集法（ラテックス凝集法，金コロイド凝集法など），酵素免疫測定法（EIA），イムノクロマト法など．
⑥古くなった便，サンプリング後長時間放置したものは検出感度が低下する．
⑦イムノクロマト法では過剰量の便を使用すると偽陰性となる．

2．化学的検査
①ヘモグロビンやヘムのペルオキシダーゼ様反応を利用している．
②感度：フェノールフタレイン法＞o-トルイジン法＞グアヤック法．
③食事制限が必要．薬剤による偽陽性（鉄，銅など），偽陰性（ビタミンC）反応がある．

脂肪球

健常者の糞便中には,中性脂肪,脂肪酸,脂肪鹸化物としてわずかに排泄されているが,生標本では中性脂肪が脂肪球として認められる.

臨床検査技師の業務拡大

2015年4月から,糞便が採取できない場合に肛門スワブを用い肛門部から便の直接採取を臨床検査技師が行うことが可能になった.疾患の特性に応じて,肛門部から安全に便検体を採取できる技術が求められる.

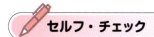

セルフ・チェック

A 次の文章で正しいものに○，誤っているものに×をつけよ．

	○	×
1. 赤痢アメーバの栄養型検出目的の便は 4℃に保存する．	□	□
2. 赤痢アメーバ感染便は米のとぎ汁様便になる．	□	□
3. ロタウイルス感染便は白色下痢便になる．	□	□
4. 健常者の便の色はウロビリンとステルコビリンに由来する．	□	□
5. 上部消化管出血は黒色便になる．	□	□
6. 閉塞性黄疸は灰白色便になる．	□	□
7. 便の臭気はトリプトファン由来のインドールやスカトールである．	□	□
8. 免疫学的便潜血反応は食事制限が不要である．	□	□
9. 免疫学的便潜血反応は上部消化管出血の検出に適する．	□	□
10. 免疫学的便潜血反応は古くなった便でも良好な結果が得られる．	□	□

A 1-×（30～37℃），2-×（イチゴゼリー状の粘血便，米のとぎ汁様便はコレラ），3-○，4-○，5-○，6-○，7-○，8-○，9-×（下部），10-×（得られない）

B

1. 糞便検査と検体の採取部位の組合せで誤っているのはどれか.
- ① 化学的便潜血反応————————便の表面
- ② 免疫学的便潜血反応————————便の表面
- ③ 赤痢アメーバ（栄養型）の検出——粘液血性部分
- ④ 赤痢菌の検出————————粘液膿性部分
- ⑤ 虫卵検査————————便の中心部数カ所

2. 糞便の性状と疾患の組合せで正しいのはどれか.
- ① 脂肪便————ロタウイルス腸炎
- ② 粘血便————カンピロバクター腸炎
- ③ 灰白色便————出血性胃潰瘍
- ④ タール便————総胆管結石
- ⑤ 白色水様便————慢性膵炎

3. 糞便の性状と疾患の組合せで正しいのはどれか.
- ① 緑色便————————————総胆管結石
- ② 膿粘血便————————————細菌性赤痢
- ③ 灰白色便————————————アメーバ赤痢
- ④ 米のとぎ汁様便————カンピロバクター腸炎
- ⑤ イチゴゼリー状粘血便——コレラ

4. 免疫学的便潜血検査で誤っているのはどれか.
- ① 化学的方法より検出感度は高い.
- ② 上部消化管出血を高感度に検出できる.
- ③ 検査前に肉食の摂取制限が不要である.
- ④ 便の長期保存は検出感度が低下する.
- ⑤ 連続2日検査をすると陽性率は上昇する.

B 1-①（化学的便潜血反応は上部消化管出血も含めて検査可能なため，便の中心部数カ所より採取する），2-②（①脂肪便は慢性膵炎，③灰白色便は総胆管結石，④タール便は出血性胃潰瘍，⑤白色水様便はロタウイルス腸炎），3-②（①胆管が閉塞している場合は灰白色，緑色の原因はビリルビンが酸化して生じるビリベルジン．便が酸性であると生じる，③灰白色便は総胆管結石，④米のとぎ汁様便はコレラ，カンピロバクター腸炎は粘血便，⑤イチゴゼリー状粘血便はアメーバ赤痢），4-②（下部）

5．免疫学的便潜血検査で正しいのはどれか．2つ選べ．
- □ ① 痔の出血は検出できる．
- □ ② 大腸ポリープで陽性とならない．
- □ ③ 大腸早期がんのスクリーニングとして90％の感度がある．
- □ ④ 胃潰瘍による出血で陽性とならない．
- □ ⑤ イヌの便も検査可能である．

6．化学的便潜血検査で正しいのはどれか．
- □ ① 痔の出血は陽性とならない．
- □ ② エステラーゼ様反応を利用している．
- □ ③ 検査前の食事内容制限を必要とする．
- □ ④ 鉄剤服用は偽陰性の原因となる．
- □ ⑤ ビタミンC服用は偽陽性の原因となる．

5-①と④（①，②痔の出血も含む下部消化管出血を検出できる．大腸ポリープでも陽性となる，③集団検診などのスクリーニング検査で陽性を示したもののうち，真の大腸がん患者は約3％程度，④上部消化管出血は抗原性を失うため検出できない，⑤ヒトヘモグロビンに対する抗体を用いるため種が違うと検出できない），6-③（①痔の出血も含む消化管出血を検出可能，②ヘモグロビンやヘムのペルオキシダーゼ様反応を利用，③食事制限が必要．肉の摂取を制限する，④鉄剤服用は偽陽性，⑤ビタミンC服用は偽陰性）

14 喀痰検査

A 生成と組成

学習の目標
- [ ] 自然喀出法
- [ ] 咽頭拭い液

1 生成

1．健常者
① 1 日量 50〜100 mL．

2．病的な場合
① 1 日量 500〜800 mL．
②細菌感染やほこりなどの異物の混入，喫煙で増加．

2 喀痰検査の目的

①微生物学的検査：呼吸器感染症．
②細胞診：肺がんの診断．

3 検体採取法・取り扱い法

1．採取
①自然喀出法：早朝起床時に水でうがいをし，強めの咳をして喀出する．なるべく唾液，鼻汁が混入しないよう採取する．
②喀痰溶解剤投与による採取法：喀痰が粘稠で喀出困難な場合は，キモトリプシンなどの投与や，ネブライザーによる喀痰溶解剤（ビソルボン）の吸入を行い，喀出しやすくして採取する．
③咽頭拭い液：幼児や喀出力の弱い患者の場合，咽頭用綿棒で咽頭部をこすって採取する．

2. 取り扱い

①採取後すみやかに検査する．
②やむをえない場合は冷蔵庫（4℃）に保存する．

B 一般的性状

学習の目標

- □ 層形成
- □ 錆色の痰
- □ 線維素凝塊
- □ クルシュマンらせん体

1 一般的性状

1. 外観

①色調（表14-1）：疾患により，黄色，緑色，茶色など．
②漿液性：気管支喘息，気管支拡張症，肺水腫．
③粘液性：粘液は白色，透明．気管支喘息，喫煙で増加．
④膿性：白黄〜黄色の濃厚な喀痰．呼吸器感染症，肺化膿症．
⑤血性：肺がん，肺結核，肺梗塞，気管支拡張症，肺真菌症など．
⑥二層痰（粘液性，膿性）：気管支拡張症．
⑦三層痰（粘液性，漿液性，膿性）：肺化膿症．

表 14-1 喀痰の色調と原因疾患

色 調	原 因
白色透明	細菌以外の感染（ウイルス感染など），気管支炎，気管支喘息
黄色	細菌感染，慢性気管支炎，気管支喘息
緑色・緑黄色	緑膿菌などの感染，蓄膿症
茶色	気管支拡張症，肺結核，肺梗塞，肺がん
錆色	肺炎球菌感染による肺炎，肺化膿症，心不全，肺うっ血
ピンク色	肺うっ血，心不全
鮮紅色	肺結核，肺がん，気管支拡張症

（米山正芳：最新臨床検査学講座 一般検査学（三村邦裕，宿谷賢一編），108，医歯薬出版，2016．）

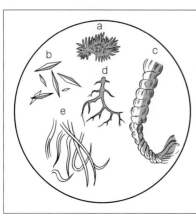

a：放射菌ドルーゼ
b：シャルコー・ライデンの結晶
c：クルシュマンらせん体
d：線維素凝塊
e：弾力線維

図 14-1　喀痰の鏡検所見
(宿谷賢一：臨床検査学講座 臨床検査総論(三村邦裕ら著),
第3版, 140, 医歯薬出版, 2010.)

2．臭気
①健常者：無臭．
②嫌気性菌感染：特有な腐敗臭．
③緑膿菌感染：甘酸っぱい刺激臭．

3．肉眼的に観察可能な異常物質（鏡検した場合：図 14-1）
①線維素凝塊：気管支内で線維素が固まったもの．
②クルシュマン（Curschmann）らせん体：粘液が小気管支内で固まって形成された糸状の物質．PAS 反応陽性．H-E 染色で紫色．気管支喘息でみられる．
③ディットリッヒ（Dittrich）栓子：三層痰の最下層に現れる黄〜灰白色のチーズ様物質．肺化膿症．
④肺組織片
⑤肺結石

C 顕微鏡的検査

> **学習の目標**
> ☐ シャルコー・ライデン結晶

1．標本の作製
①新鮮な喀痰を用いる．
②血性と膿性の部分を含むように採取する．
③スライドガラス上に回転するように広げながら塗抹する．
④カバーガラスで圧着する．
⑤これを2～3枚用意する．
⑥弱拡大で鏡検する．

2．鏡検所見
①赤血球
②白血球：好中球（細菌感染），好酸球（気管支喘息）．
③上皮細胞：扁平上皮細胞，線毛円柱上皮細胞，杯細胞，基底細胞，マクロファージ（大食細胞，組織球），塵埃細胞（dust cell：マクロファージが炭粉や塵埃を含有），心臓病細胞（マクロファージがヘモジデリンを含有，心不全）．
④弾力線維
⑤シャルコー・ライデン（Charcot-Leyden）結晶（**図 14-1**）：光り輝く菱形八面体の結晶．気管支喘息，肺吸虫症．
⑥肺吸虫卵：Westerman 肺吸虫感染．

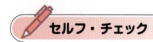

セルフ・チェック

A 次の文章で正しいものに○，誤っているものに×をつけよ．

	○	×
1. 錆色の痰は，肺炎球菌感染による肺炎で認められる．	□	□
2. 三層痰は肺化膿症で認められる．	□	□
3. 線維素凝塊は気管支内で線維素が固まったものである．	□	□
4. クルシュマンらせん体は肉眼で確認できない．	□	□
5. クルシュマンらせん体は PAS 反応陽性である．	□	□
6. シャルコー・ライデン結晶は光り輝く菱形十六面体の結晶である．	□	□
7. シャルコー・ライデン結晶は気管支喘息で認められる．	□	□

B

1．喀痰検査所見と疾患の組合せで正しいのはどれか．
- □ ① 三層痰――――――――――――大葉性肺炎
- □ ② 線維素凝塊―――――――――――肺水腫
- □ ③ ディットリッヒ栓子―――――――肺吸虫症
- □ ④ クルシュマンらせん体―――――――肺化膿症
- □ ⑤ シャルコー・ライデン結晶――気管支喘息

2．細菌検査のための喀痰検査について誤っているのはどれか．
- □ ① 喀痰の採取は早朝起床時に行う．
- □ ② 採取前に水でよくうがいをする．
- □ ③ 唾液の混入をできるだけ避ける．
- □ ④ 採取後すぐに検査できない場合は凍結保存する．
- □ ⑤ 喀痰喀出困難なときはネブライザーによって誘発させる．

A 1-○，2-○，3-○，4-×（できる），5-○，6-×（菱形八面体），7-○

B 1-⑤〔①三層痰は肺化膿症，②線維素凝塊は線維素性気管支炎，③ディットリッヒ（Dittrich）栓子は肺化膿症，④クルシュマン（Curschmann）らせん体は気管支喘息〕，2-④〔採取後すみやかに検査するが，やむをえない場合は冷蔵庫（4℃）保存〕

15 その他の一般検査

A 精液検査

学習の目標
- □ 精液の成分
- □ 精子数
- □ 精子運動率
- □ Papanicolaou染色

1．精液の組織
精子（長さ40〜50μm）と精漿からなる．

2．精液検査の項目
肉眼的所見，精液量，pH，精子運動率，精子濃度，精子正常形態率（精子奇形率）．

3．精液の一般的性状
①精液量：基準範囲は2mL以上．
②pH：健常者はpH 7.2〜7.8（弱アルカリ性）．
　　　感染による炎症でアルカリ化（pH 8.0以上）．
③臭気：健常者は栗の花臭．

4．精子濃度（1mL中の精子数）
①採取後30分以上経過して，精液が液状に融解してから検査する．
　同時に，白血球数も算定する．
②基準範囲：1,000万〜6,000万/mL（施設により差がある）．
　WHOの基準範囲：1,500万/mL以上，総精子数：3,900万/射精量以上．
③精子減少症：健常者に比べて精子濃度が低下している場合．
④無精子症：精液を遠心して，沈渣中にも精子がない場合．

5．精子運動率
採取後60分以内に測定する．時間経過とともに低下する．
WHOの総運動率（前進運動精子＋非前進運動精子）基準範囲：40％以上．

6．精子形態
Papanicolaou染色などを用いて観察する．

7. 白血球数（ペルオキシダーゼ陽性）

ペルオキシダーゼ陽性白血球の基準範囲：1×10^6/mL 未満．

B 穿刺液検査

学習の目標
- □ 滲出液
- □ 漏出液
- □ リバルタ反応
- □ アデノシンデアミナーゼ（ADA）

1. 穿刺液

体腔内あるいは囊胞（腫）内に貯留した液体を体表より穿刺して採取したもの．

2. 一般的性状

外観は，色調，混濁，フィブリン析出，凝固沈殿物の有無，粘稠度をみる．

3. 滲出液と漏出液の鑑別（表 15-1）

以下の 3 項目中 1 つでも満たせば滲出液．
- ①胸水蛋白/血清蛋白≧0.5
- ②胸水 LD/血清 LD≧0.6
- ③胸水 LD が血清 LD の正常上限の 2/3 以上

4. 胸水をきたす疾患（表 15-2）

5. 腹水をきたす疾患（表 15-3）

6. リバルタ反応

- ①酢酸により凝固する蛋白（euglobulin, pseudoglobulin）の定性試験．
- ②滲出液と漏出液の鑑別に用い，総蛋白量が 2.5 g/dL 未満では陰性．
- ③必ずしも蛋白量とは並行しない．

7. アデノシンデアミナーゼ（ADA）

- ①低値：がん性胸水．
- ②高値：結核性胸水．

表 15-1　滲出液と漏出液の性状および病態識別値

項目	滲出液	漏出液
原因	炎症性, 腫瘍性, 外傷性	非炎症性 (肝性, 腎性, 心性)
色調	混濁, 血性, 膿性, 乳び性, 粘性	淡黄色, 透明
比重	1.018 以上	1.015 以下
pH	低下 (7.30 以下)	低下なし
リバルタ反応	陽性	陰性
フィブリン	多量に析出	微量
蛋白濃度	4.0 g/dL 以上	2.5 g/dL 未満
蛋白比 (体腔液/血清)	0.5 以上	0.5 未満
アルブミン濃度差 (血清−胸水)	1.2 g/dL 未満	1.2 g/dL 以上
アルブミン濃度差 (血清−腹水)	1.1 g/dL 未満	1.1 g/dL 以上
LD	200 U/L 以上	200 U/L 未満
LD 比 (体腔液/血清)	0.6 以上	0.6 未満
グルコース	低下	≒血糖値
細胞数	多数	少数
主な細胞	好中球, リンパ球	中皮細胞, 組織球

(横山　貴：最新臨床検査学講座　一般検査学 (三村邦裕, 宿谷賢一編), 127, 医歯薬出版, 2016.)

表 15-2　胸水をきたす疾患

滲出液	漏出液
急性・慢性胸膜炎 　結核性 　ウイルス性 　真菌性 心膜炎 肺炎 膵炎 肝膿瘍 チャーグ・ストラウス症候群 サルコイドーシス リウマチ熱 悪性腫瘍 自己免疫疾患 外傷	肺血栓・塞栓症 上大静脈症候群 リンパ管圧亢進 胸腔内圧の低下 うっ血性心不全 肝硬変 ネフローゼ症候群 メイグス症候群 粘液水腫 腹膜透析 尿毒症 糸球体腎炎

(横山　貴：最新臨床検査学講座　一般検査学 (三村邦裕, 宿谷賢一編), 127, 医歯薬出版, 2016.)

表 15-3 腹水をきたす疾患

滲出液	漏出液
急性・慢性腹膜炎 　結核性 　ウイルス性 　真菌性 好酸球性腹膜炎 膵炎 消化管穿孔 胆嚢穿孔 腹膜偽粘液腫 子宮外妊娠 悪性腫瘍 外傷	門脈圧亢進症 肝硬変 収縮性心膜炎 胸腔内圧の低下 うっ血性心不全 ネフローゼ症候群 粘液水腫 腹膜透析 蛋白漏出性胃腸炎 バッド・キアリ症候群

(横山　貴:最新臨床検査学講座　一般検査学（三村邦裕，宿谷賢一編），127，医歯薬出版，2016．)

C 気管支肺胞洗浄液（BALF）

学習の目標
- 肺胞マクロファージ
- CD4/CD8 比

①気管支肺胞洗浄液は，気管支肺胞洗浄によって得られた，末梢気道由来の細胞成分，液性成分，吸入粉塵および病原微生物を含む液体．

②一般的性状：通常無色．米のとぎ汁様の白濁した BALF は肺胞蛋白症．

③細胞分類：上皮細胞以外の有核細胞を数える．
　健常非喫煙者の細胞分類：肺胞マクロファージ 85％以上，リンパ球 10〜15％，好中球 3％以下，好酸球 1％以下．

④CD4/CD8 比
　サルコイドーシス：リンパ球比率，CD4/CD8 比が上昇．

D 持続的外来腹膜透析（CAPD）排液

①透析機器を使わず自分の腹膜と腹腔を使って体内で透析を行う．機械を使わないので血液透析のように１日おきに通院の必要がなく，自宅での透析が可能．
②一般的性状：通常，無色透明．腹膜炎では白濁し，フィブリンの析出が認められる．

E 羊水

①羊水には，胎児由来の細胞が含まれる．
②保存：染色体検査用は37℃または室温保存．
③一般的性状：無色透明～淡黄色調．明瞭な黄～黄麦色の場合はビリルビンの影響が考えられる．
④出生前診断：Down症などの確定診断として，染色体検査を行う．

F 汗

①多汗症：発汗検査〔定性的測定法；ヨード紙法（汗滴プリント法），定量的測定法；重量計測法，換気カプセル法〕．
②囊胞性線維症：汗中 Cl^- 濃度が上昇．

G 鼻汁・粘液

①鼻汁中の好酸球の有無は，鼻炎がアレルギー性か非アレルギー性かの鑑別に重要．
②鼻汁中の好酸球はアレルギー性鼻炎で著明に増加．増加はアレル

ギー発作後30分くらいから始まり，数時間でピークとなる．
③鼻汁を用いたウイルス検査：インフルエンザA, B, パラインフルエンザ1, 2, 3, RS, 麻疹の検査が実施される．
④粘液の検査は呼吸器および消化器疾患の把握に用いられるが，実際の頻度は低い．

H 関節液

①血漿からの滲出液と滑膜で分泌されたグリコサミノグリカン（約3/4はヒアルロン酸，1/4はコンドロイチン硫酸）からなる体液．
②関節に病変が生じると量が増える．穿刺で採取されれば，病的．

I 腟分泌液

①腟内に貯留する分泌液の総称：子宮頸管粘液，腟壁からの剥離細胞，外陰部の皮脂腺，汗腺，バルトリン腺，スキーン腺からの分泌物に由来する．
②一般的性状：正常では自覚することはない．カンジダ症では白色で擬乳様，腟トリコモナス症では黄緑色で泡沫状，細菌性腟症では灰色で均質性．
③pH：正常腟内はpH3.8〜4.4. 細菌性腟症や腟トリコモナス症ではpH5.0以上となる．

J 結石検査

①尿路結石：シュウ酸結石，リン酸結石，尿酸結石，シスチン結石など．
②胆石：コレステロール胆石，ビリルビン胆石．
③測定法：赤外線吸収スペクトロフォトメトリ．

セルフ・チェック

A 次の文章で正しいものに〇，誤っているものに×をつけよ．

	〇	×
1. 精子濃度は採取後2時間以上経過してから測定する．	□	□
2. 精子運動率は採取後60分以内に測定する．	□	□
3. 胸水蛋白/血清蛋白の値が0.5以上であれば漏出液である．	□	□
4. アデノシンデアミナーゼは結核性胸膜炎に特異性の高い胸水中のマーカーである．	□	□
5. サルコイドーシスの場合，気管支肺胞洗浄液のリンパ球比率が低下する．	□	□
6. 持続的外来腹膜透析排液が白濁しているときは腹膜炎を疑う．	□	□
7. 鼻汁中好酸球の有無は，鼻炎がアレルギー性か否かの鑑別に重要である．	□	□
8. 健常者でも関節液は採取可能である．	□	□
9. 胆石の成分はシュウ酸である．	□	□

A 1-×（30分以上），2-〇，3-×（滲出液），4-〇，5-×（上昇），6-〇，7-〇，8-×（採取できない），9-×（コレステロールやビリルビン）

B

1. 検査と疾患あるいは目的の組合せで誤っているのはどれか.
- ① 羊水検査―――――――出生前診断
- ② 精液濃度―――――――男性不妊症
- ③ CAPD 排液検査――――腹膜炎
- ④ 鼻汁中好酸球数―――アレルギー性鼻炎
- ⑤ 胸水検査―――――――髄膜炎

2. 体腔液において漏出液を示唆する所見はどれか.
- ① 比重　1.020
- ② リバルタ反応　陽性
- ③ 蛋白濃度　2.0 g/dL
- ④ フィブリン　多量に析出
- ⑤ 細胞　多核白血球

3. 検体の採取と取扱いで正しいのはどれか. 2つ選べ.
- ① 染色体検査用羊水は 37℃または室温保存する.
- ② 精子運動率は採取後 5 分以内に測定する.
- ③ 精子濃度は採取直後に測定する.
- ④ 精液採取は 3 か月以内に少なくとも 2 回行う.
- ⑤ 健常でも関節液は採取可能である.

B 1-⑤（胸水は胸腔内に貯留した液体であり，滲出液・漏出液の鑑別を行うことにより原因疾患が推定可能），2-③（漏出液は，①比重 1.015 以下，②リバルタ反応陰性，③蛋白濃度 2.5 g/dL 未満，④フィブリン微量，⑤主な細胞は中皮細胞，組織球），3-①と④（②60 分以内，③採取後 30 分以上経過して精液が液状に融解してから測定，⑤採取されれば病的）

索 引

和 文

あ

青いおむつ症候群　54
悪性黒色腫　53
アスコルビン酸　58
汗　113
アセト酢酸　28
アセトン　28
圧測定（髄液）　88
アデノシンデアミナーゼ　91, 110
アルカプトン尿　49
アルカリ性尿　10
アルブミン　15
アルブミン/クレアチニン比　19
アンモニア臭　8

い

イクトテスト　33
移行上皮細胞　70
イチゴゼリー状の粘血便　98
イヌリン　81
インドール　99

う

ウロビリノゲン　33, 34
ウロビリン　34

え

エールリッヒのアルデヒド試薬　51
エールリッヒのアルデヒド法　35
エステラーゼ反応　57
円柱　72
円柱上皮細胞　70

塩類　73

お

黄疸の鑑別　35
横紋筋融解症　41

か

灰白色便　98
核内封入体細胞　71
ガスリー法　49
褐色細胞腫　52
カテーテル尿　3
カテコールアミン　52
化膿性髄膜炎　90
硝子円柱　72
顆粒円柱　72
カルチノイド腫瘍　50
肝細胞性黄疸　35
関節液　114
間接（非抱合型）ビリルビン　33

き

気管支喘息　106
気管支肺胞洗浄液　112
輝細胞　69
キサントクロミー　88
強拡大　68
鏡検法　67

く

屈折計法　11
クマシーブリリアントブルーG-250
　法　17

クリアランス 81
グリース反応 56
グルクロン酸抱合 33
グルコース（髄液） 90
クルシュマンらせん体 106
クレアチニン 81
クレアチニンクリアランス測定法 81
クレアチンキナーゼ 91
クロール（髄液） 90

け

血液型不適合輸血 41
結核性髄膜炎 90
結晶類 73
結石検査 114
血尿 40
ケトン血症 29
懸垂型遠心器 64
顕微鏡的血尿 40

こ

抗ヒトヘモグロビン抗体 99
抗利尿ホルモン 2
黒色便 98
米のとぎ汁様便 98
コレステロール結晶 74
混濁尿 9
混濁尿の原因の鑑別手順 9

さ

細菌性髄膜炎 90
細菌尿 56
サイトメガロウイルス感染細胞 71
細胞質内封入体細胞 71
細胞数 91
酸性尿 10
三層痰 105

し

ジアゾカップリング法 34
色調（尿） 8
糸球体 1
糸球体型赤血球 69
糸球体濾過量 2
試験紙法（アスコルビン酸） 58
試験紙法（ウロビリノゲン） 34
試験紙法（尿亜硝酸塩） 56
試験紙法（尿ケトン体） 29
試験紙法（尿潜血） 41
試験紙法（尿蛋白） 15
試験紙法（尿糖） 23
試験紙法（尿ビリルビン） 33
試験紙法（白血球反応） 57
シスタチンC 81
シスチン結晶 74
持続的外来腹膜透析排液 113
脂肪円柱 73
脂肪球 100
脂肪染色（ズダンⅢ） 55
脂肪滴 55
脂肪尿 55
弱拡大 68
シャルコー・ライデン結晶 107
臭気（尿） 8
臭気（糞便） 99
シュウ酸カルシウム結晶 9, 74
上皮円柱 72
腎機能検査 81
真菌性髄膜炎 90, 93
神経芽細胞腫 52
腎小体 2
腎臓 1

す

髄液蛋白 89
推算糸球体濾過量 82

随時尿　3
スカトール　99
スルホサリチル酸法　16

せ

精液検査　109
精子　109
精漿　109
赤痢アメーバ　97
赤血球　68
赤血球円柱　73
セロトニン　50
線維素凝塊　106
穿刺液検査　110

そ

層形成　105
早朝第一尿　2

た

大腸がんスクリーニング検査　99
胎盤ホルモン　59
多形核球　92
多尿　7
多発性硬化症　89
多発性骨髄腫　19
単核球　92
炭酸塩　9
淡染細胞　69

ち

腟分泌液　114
中間尿　3
腸肝循環　33, 34
直接（抱合型）ビリルビン　33

と

等張尿　11
糖尿病性腎症　19

糖排泄閾値　23
トリプトファン　54

な

鉛中毒　47

に

肉眼的血尿　40
二層痰　105
日光微塵　88
ニトロプルシドナトリウムを用いる反応　29
乳酸脱水素酵素　90
乳び尿　55
尿pH　9
尿亜硝酸塩　56
尿インジカン　54
尿ウロビリン体　34
尿ケトン体　28
尿検体の保存　3
尿細管上皮細胞　70
尿酸塩　9
尿酸結晶　74
尿自動分析装置　80
尿浸透圧　11
尿成分の変化　4
尿蛋白　15
尿中有形成分　68
尿中有形成分分析装置　80
尿沈渣検査　64
尿糖　23
尿の生成　1
尿の組成　2
尿比重　10
尿ビリルビン　32
尿ポルフィリン体　46
尿量　7
尿路感染症　57
尿路上皮細胞　70

妊娠反応　59

ね

ネズミ尿臭　48
熱凝固性　18
ネフロン　2
粘液　113

の

脳脊髄液　86
濃染細胞　69

は

肺化膿症　105
肺胞マクロファージ　112
白色下痢便　98
白血球　69
白血球円柱　73
白血球反応　57
バニリルマンデル酸　52
パラアミノ馬尿酸　81

ひ

非糸球体型赤血球　68
鼻汁　113
非上皮細胞類　68
ビタミンC　58
ヒト絨毛性ゴナドトロピン　59
氷点降下（凝固点降下）法　11
微量アルブミン　19
ビリルビン結晶　74
ビリルビンの代謝　32
ピロガロールレッド法　17

ふ

フィッシャー法のブルグシュ変法　47
フィッシュバーグ濃縮試験　83
フィラリア症　55

フェニルケトン体尿　48
フェニルケトン尿症　48
フックス・ローゼンタール計算板　91
ブドウ酒様色調　47
ブドウ糖　23
糞便検査　97

へ

閉塞性黄疸　35
ヘム生合成　46
ヘモグロビン尿　40
ヘモジデリン顆粒　67
ペルオキシダーゼ染色　66
ペルオキシダーゼ様作用　41
便潜血反応　99
扁平上皮細胞　70

ほ

膀胱穿刺尿　3
胞状奇胎　59
乏尿　7
発作性夜間ヘモグロビン尿症　41
ホモゲンチジン酸　49
ポルフィリン症　47

み

ミオグロビン尿　40

む

無尿　7

め

メタクロマジー　17
メラニン尿　53
免疫学的便潜血反応　99

よ

溶血性黄疸　36

羊水 113
腰椎穿刺 86

ら

卵円形脂肪体 71
乱用薬物スクリーニング検査 60

り

リコール 86
リバルタ反応 110
淋菌 4
リン酸アンモニウムマグネシウム結晶 74
リン酸塩 9

ろ

ろう様円柱 72

わ

ワトソン・シュワルツ法 47

数字

3-(β-)ヒドロキシ酪酸 28
5-HIAA 50
5-ヒドロキシインドール酢酸 50

ギリシャ文字

δ-アミノレブリン酸 46

欧文

A

ADA 91, 110

B

BALF 112
Bence Jones 蛋白 16, 18
Berlin blue 染色 67
BJP 18

C

CAPD 排液 113
CD4/CD8 比 112
Charcot-Leyden 結晶 107
CK 91
Curschmann らせん体 106

E

eGFR 82

F

Fuchs-Rosenthal 計算板 91

G

GOD・POD 法 23

H

hCG 59

I

IgG インデックス 89

L

LD 90

O

OTC 検査薬 59

P

Papanicolaou 染色 109

pH指示薬の蛋白誤差 15
Prescott-Brodie染色 66
PSP排泄試験 84
Putnam法 18

S

Samson液 91
Sternheimer染色 65

Sudan III染色 66

T

Thompson's 2杯分尿法 41

V

VMA 52

【著者略歴】

福島亜紀子
ふくしま あ き こ

1989年	女子栄養大学栄養学部保健栄養学科卒業
	女子栄養大学分子栄養学研究室実験実習助手
1994年	女子栄養大学大学院栄養学研究科栄養学専攻修士課程修了　修士(栄養学)
1998年	埼玉医科大学大学院医学研究科生化学専攻博士課程修了　博士(医学)
1998年	財団法人ヒューマンサイエンス振興財団リサーチレジデント
1999年	女子栄養大学栄養学部臨時嘱託職員
2000年	女子栄養大学栄養学部助手
2003年	女子栄養大学栄養学部専任講師
2006年	女子栄養大学栄養学部助教授
2007年	女子栄養大学栄養学部准教授
2015年	女子栄養大学栄養学部教授
現在にいたる　博士(医学)	

ポケットマスター臨床検査知識の整理
一般検査学　　　　　　　　　　　　　ISBN978-4-263-22416-8

2019年4月25日　第1版第1刷発行

　　　　　　　　　　　著　者　福島亜紀子
　　　　　　　　　　　発行者　白　石　泰　夫

　　　　　　　　　発行所　医歯薬出版株式会社

〒113-8612　東京都文京区本駒込1-7-10
TEL (03) 5395-7620(編集)・7616(販売)
FAX (03) 5395-7603(編集)・8563(販売)
https://www.ishiyaku.co.jp/
郵便振替番号 00190-5-13816

乱丁，落丁の際はお取り替えいたします.　　　　　印刷・三報社印刷／製本・皆川製本所
© Ishiyaku Publishers, Inc., 2019. Printed in Japan

本書の複製権・翻訳権・翻案権・上映権・譲渡権・貸与権・公衆送信権(送信可能化権を含む)・口述権は，医歯薬出版(株)が保有します．
本書を無断で複製する行為(コピー，スキャン，デジタルデータ化など)は，「私的使用のための複製」などの著作権法上の限られた例外を除き禁じられています．また私的使用に該当する場合であっても，請負業者等の第三者に依頼し上記の行為を行うことは違法となります．

JCOPY　<出版者著作権管理機構 委託出版物>

本書をコピーやスキャン等により複製される場合は，そのつど事前に出版者著作権管理機構
(電話03-5244-5088, FAX 03-5244-5089, e-mail:info@jcopy.or.jp)の許諾を得てください．

講義の予習・復習や定期試験，国試対策まで役立つ！

ポケットマスター
臨床検査知識の整理

臨床検査技師国家試験出題基準対応 📱電子版付

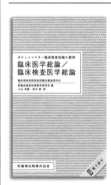
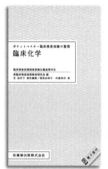
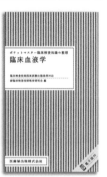

新臨床検査技師教育研究会［編］　新書判変形

臨床医学総論／
臨床検査医学総論
322頁　定価（本体2,800円＋税）

臨床化学
372頁　定価（本体3,200円＋税）

臨床血液学
216頁　定価（本体2,000円＋税）

遺伝子・
染色体検査学
112頁　定価（本体1,500円＋税）

一般検査学
136頁　定価（本体1,700円＋税）

公衆衛生学／
関係法規
192頁　定価（本体1,800円＋税）

検査機器総論
116頁　定価（本体1,500円＋税）

シリーズ続々刊行予定
●臨床生理学　●医動物学　ほか

医歯薬出版株式会社